LA TÉCNICA ALEXANDER

«*Debemos aprender a volver a despertar y a mantenernos despiertos,
no con ayudas mecánicas, sino ante una expectativa infinita
por el amanecer, que no nos abandona ni en nuestro sueño más profundo.
No conozco ningún hecho más alentador que la incuestionable capacidad
del ser humano para engrandecer su vida gracias a un esfuerzo consciente.
Pintar un cuadro en particular o tallar una estatua para convertir
los objetos en algo hermoso es destacable, pero resulta mucho más glorioso
tallar y pintar la misma atmósfera y el medio a través del cual miramos,
algo que podemos hacer moralmente. La más elevada de las artes consiste
en influir sobre la calidad del día*».

Henry David Thoreau

MANUAL DE EDUCACIÓN
Y CONTROL POSTURAL

LA
TÉCNICA
ALEXANDER

MÉTODOS Y EJERCICIOS
PARA COORDINAR CUERPO Y MENTE

RICHARD BRENNAN
FOTOGRAFÍA: STEPHEN MARWOOD

BLUME

Para todos aquellos que aspiran a los regalos exquisitos
y las maravillas que ofrece la vida.

POR FAVOR, TOME NOTA
El autor, el distribuidor y el editor no se hacen responsables de cualquier problema derivado
de la práctica de cualquiera de los principios y técnicas descritos en este libro; no es una guía
para el tratamiento de un problema serio de salud. Por favor, acuda a un profesional médico
si tiene dudas sobre cualquier aspecto de su estado de salud.

BLUME

Título original: *The Alexander Technique Manual*

Diseño 3REDCARS, Londres
Fotografía Stephen Marwood (salvo las que se indican en la parte inferior de esta página)
Traducción María Teresa Rodríguez Fischer
Coordinación de la edición en lengua española Cristina Rodríguez Fischer

Primera edición en lengua española 2017

© 2017 Naturart, S.A. Editado por BLUME
Carrer de les Alberes, 52, 2.º Vallvidrera, 08017 Barcelona
Tel. 93 205 40 00 e-mail: info@blume.net
© 1996, 2017 del texto Richard Brennan
© 1996, 2017 de las fotografías Stephen Marwood
© 2017 Eddison Books Limited, Londres

ISBN: 978-84-16965-37-3

Impreso en China

WWW.BLUME.NET

Este libro se ha impreso sobre papel manufacturado con materia prima procedente de bosques de gestión
responsable. En la producción de nuestros libros procuramos, con el máximo empeño, cumplir con los requisitos
medioambientales que promueven la conservación y el uso responsable de los bosques, en especial de los bosques
primarios. Asimismo, en nuestra preocupación por el planeta, intentamos emplear al máximo materiales reciclados,
y solicitamos a nuestros proveedores que usen materiales de manufactura cuya fabricación esté libre de cloro
elemental (ECF) o de metales pesados, entre otros.

Portada Syda Productions/ShutterStockphoto. Inc
Thinkstock 6 oneinchpunch; 26 Izf; 44 Digital Vision; 52 DaniloAndjus; 70 TongRo
Images; 86 tratong; 92 Izf; 94 seiki 14; 96 miflippo; 99 tmbphoto; 122 Viktor_Gkadkov
ShutterStockphoto.Inc 82 Izf; 84 Kati Molin

CONTENIDO

INTRODUCCIÓN 7

(1) ¿QUÉ ES LA TÉCNICA ALEXANDER? 8

(2) ¿POR QUÉ LA TÉCNICA ALEXANDER ES RELEVANTE PARA USTED? 24

(3) PAUSAR ANTES DE LA ACCIÓN 42

(4) PENSAR DURANTE LA ACTIVIDAD 50

(5) PRIMEROS PASOS PARA REDUCIR EL ESTRÉS Y LA TENSIÓN 68

(6) LA TÉCNICA ALEXANDER Y EL DEPORTE 80

(7) EMBARAZO Y PARTO 100

(8) ¿QUÉ ESPERAR DE UNA CLASE DE TÉCNICA ALEXANDER? 120

EPÍLOGO 137
FUENTES 140
ÍNDICE 141
AGRADECIMIENTOS 144

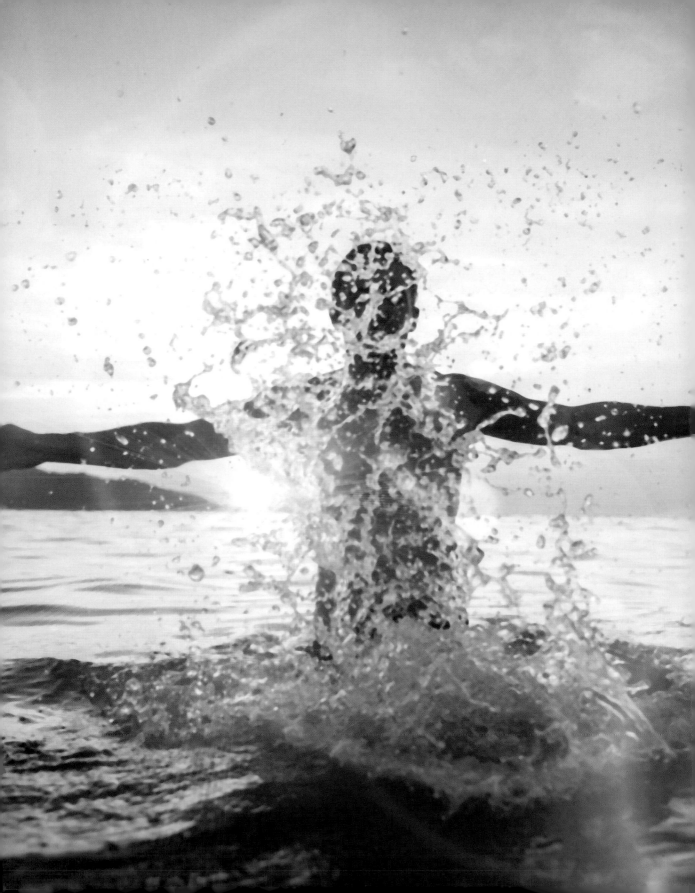

INTRODUCCIÓN

Se suele decir que el problema con el cuerpo humano es que no incluye un manual de instrucciones. La vida sería mucho más simple si lo tuviera. El objetivo de este libro es avanzar en el camino de nuestra necesidad de comprendernos y saber cómo funcionamos. La técnica Alexander puede ayudarle a llevar una vida más gratificante; si hoy utiliza su cuerpo con más cuidado y conocimiento, mañana cumplirá mejor su función.

El estrés y la presión de la vida moderna pueden provocar una tensión muscular persistente que afecta a nuestro equilibrio y coordinación naturales. Esta tensión puede volverse crónica como resultado de las exigencias mentales, emocionales y físicas de la vida, e incluso a quedar permanente en el cuerpo, hecho que distorsiona nuestra estructura física y provoca muchos de los problemas de salud que prevalecen cada vez más en nuestra sociedad actual.

Cuando menciono a alguien que enseño la técnica Alexander, a menudo su primer impulso es sentarse recto, arqueando la espalda y llevando los hombros hacia atrás, pensando que de esa manera mejora su postura, siguiendo las instrucciones que le dieron en la escuela. Esto no tiene nada que ver con la técnica Alexander. La postura es algo mucho más complejo que ponerse de pie o sentarse recto. Es la manera en la que aguantamos y equilibramos nuestro cuerpo contra la omnipresente fuerza de la gravedad mientras realizamos nuestras tareas cotidianas.

En pocas palabras, el cuerpo humano es un asombroso mecanismo antigravedad, pero la mayoría de nosotros interfiere de manera inconsciente con su funcionamiento natural. En mi opinión, esta es la razón principal por la cual, por ejemplo, millones de personas en el mundo occidental sufren dolor de espalda debilitante.

Aunque la técnica Alexander tiene unos efectos de amplio alcance, al mismo tiempo tiene unos principios muy simples y es de fácil comprensión –los únicos requisitos son paciencia y disposición para aprender sobre uno mismo. El proceso gradual de adquirir conciencia sobre la tensión y cómo liberarla permite conseguir un sistema muscular más relajado, lo que de un modo automático aliviará o evitará muchos dolores y molestias, a la vez que potenciará un funcionamiento menos restrictivo de los sistemas respiratorio, circulatorio y digestivo. Dado que la manera en la que nos sentimos físicamente afecta a nuestra actitud mental y emocional en la vida, el hecho de liberar la tensión muscular también nos permitirá tranquilizarnos, lo que suele redundar en una mayor felicidad en nuestra vida cotidiana.

El propósito de este manual es transmitir los principios básicos de la técnica que Alexander explica cómo surgieron y demostrar cómo puede comenzar a aplicarlos en el día a día en su propia vida. Contiene una sección sobre el embarazo con consejos específicos sobre cómo la técnica puede resultar útil durante este período tan importante de la vida y cómo puede aliviar muchas de las molestias y dolores que con tanta frecuencia se sufren en silencio y se dan por supuestos. Y el capítulo sobre el deporte le ayudará a ser consciente de la manera en que su cuerpo se mueve durante la práctica de varias actividades deportivas, mostrándole también cómo puede llegar a mejorar su rendimiento.

La raza humana ha explorado el espacio exterior y las grandes profundidades de los océanos en búsqueda del conocimiento; ahora es el momento de aprender sobre uno de los temas más fascinantes e interesantes: ¡nosotros mismos!

¿QUÉ ES LA TÉCNICA ALEXANDER?

• • • • • • • • • • • • • • •

«Por, y mediante la consciencia y la aplicación de una inteligencia razonadora, el ser humano puede alzarse por encima de la fuerza de cualquier enfermedad o discapacidad física. Este triunfo no se consigue durante el sueño, el trance, la sumisión, la parálisis o la anestesia, sino mediante una deliberada consciencia clara, atenta, razonable, y con la comprensión del maravilloso potencial de la humanidad, la herencia trascendental de una mente consciente».

Frederick Matthias Alexander

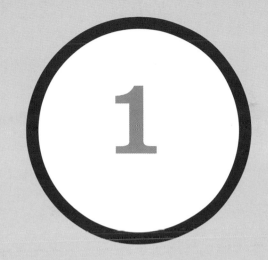

Una característica significativa de la técnica Alexander es que comienza con un proceso de «desaprendizaje». Después de muchos años de vida estresante, el exceso de tensión muscular se acumula en el cuerpo. Si no se cuida, puede generar artritis, dolores cervicales y de espalda, migrañas e incluso depresión. La técnica Alexander es un método para liberarla.

El primer paso es la consciencia. Incluso una acción tan sencilla como levantarse de una silla puede ser perjudicial para las cervicales y la columna, ya que a menudo realizamos un movimiento brusco de la cabeza hacia la columna con gran fuerza. Al reconocer este hábito y permitir que la cabeza se mueva hacia delante y hacia arriba, es posible levantarse con un mínimo esfuerzo, evitando la perniciosa tensión muscular y promoviendo un movimiento fácil y elegante. De eso trata la técnica Alexander.

un **MÉTODO**
que cambia la vida

La técnica Alexander es una terapia que trata de liberar la tensión y ayudarnos a mejorar nuestra consciencia sobre el equilibrio, la postura y la coordinación mientras realizamos nuestras actividades cotidianas. Las tensiones en nuestro cuerpo, que es posible que hayan pasado inadvertidas con anterioridad, suelen ser la causa de muchas dolencias comunes. Esto es exactamente lo que Frederick Matthias Alexander, quien desarrolló esta técnica, descubrió al intentar llegar al fondo de sus propios problemas relacionados con la voz. En este mismo capítulo se explica cómo llegó a esta conclusión (*véase* página 20).

Con la técnica Alexander aprenderá a identificar y liberar la tensión muscular nociva. Como la mayor parte se ha ido acumulando de forma gradual a lo largo de los años, es poco probable que sea consciente de que se encuentra allí. Asimismo, aprenderá nuevas maneras de moverse mientras lleva a cabo acciones cotidianas que provocarán menos tensiones en su cuerpo, y descubrirá formas de sentarse, estar de pie y caminar que someten a los huesos, articulaciones y músculos a mucha menos tensión, lo que permitirá que su cuerpo funcione de manera más eficiente. De hecho, muchas personas que practican la técnica experimentan una sensación general de ligereza en todo su cuerpo y describen esta sensación como si «caminaran en el aire». Como nuestro estado físico afecta directamente a nuestro bienestar mental y emocional, las personas a menudo afirman que se sienten mucho más calmadas y felices, incluso después de unas pocas clases de Alexander. Con frecuencia, el resultado es una menor tensión doméstica y la capacidad de afrontar mejor la vida en general.

La técnica Alexander también implica el análisis de la postura, la respiración, el equilibrio y la coordinación. Cuando somos niños, es asombroso observar nuestra postura y facilidad de movimiento, pero en cuanto comenzamos a tensar nuestros músculos como reacción a las numerosas preocupaciones y problemas en la vida, nuestra postura se deteriora hasta un punto que puede llegar a lindar con la deformidad. Sin embargo, esto no ocurre a otras personas fuera de la civilización occidental: muchos indígenas que aún viven en estrecho contacto con la tierra, como los nativos americanos, los bereberes del norte de África y los aborígenes australianos, mantienen su postura natural a lo largo de su vida. Su postura erguida se considera un reflejo de su dignidad e integridad humana.

Poseemos una serie de reflejos en todo el cuerpo que nos sostienen y coordinan nuestros movimientos de forma natural, pero interferimos con estos reflejos naturales a tal punto que muchos de nosotros a menudo soportamos hasta cuatro o cinco veces más tensión en nuestro cuerpo de la que es realmente necesaria. De hecho, a menudo nos hacemos la vida más difícil de lo que debería ser, aunque, por supuesto, no somos en absoluto conscientes de ello. Nuestros hombros están siempre encorvados, nuestros cuellos se vuelven cada vez más rígidos y, al sentarnos, o bien nos desplomamos en la silla o nos mantenemos rígidos de una manera nada normal, mientras nuestras mentes se preocupan cada vez más por el futuro y

De hecho, a menudo nos hacemos la vida más difícil de lo que debería ser [...]. Nuestros hombros están siempre encorvados, nuestros cuellos se vuelven cada vez más rígidos y, al sentarnos, o bien nos desplomamos en la silla o nos mantenemos rígidos.

el pasado, y se reduce la consciencia del «momento presente».

A lo largo de los años nos hemos acostumbrado al modo de sentarnos o mantenernos de pie, sin darnos cuenta de que a menudo son estas posiciones las que someten a nuestro cuerpo a tensiones –no importa lo descoordinadas que sean estas posturas, ya que siempre nos parecerán correctas. Cuando llevamos a cabo nuestras actividades cotidianas, resulta sorprendente la frecuencia con la que sometemos a nuestros cuerpos a tensiones innecesarias por el simple hecho de no ser conscientes de lo que hacemos; esta tensión se extiende a través de todo el sistema muscular, incluso cuando se desencadena en una zona particular del cuerpo (*véase* página siguiente).

Pueden transcurrir muchos años antes de que comencemos a sufrir molestias y dolores, o que nuestros movimientos estén limitados. Muchos de nuestros métodos modernos para combatir estos problemas consisten en tomar fuertes analgésicos que bloquean el sistema de advertencia natural de nuestro cuerpo, cuya función consiste en avisarnos de que algo no funciona bien. Con frecuencia, los médicos no pueden facilitarnos muchos consejos, ya que su formación gira alrededor del tratamiento de los síntomas en lugar de descubrir y, además, rectificar, las causas de dichos problemas. Sin embargo, la técnica Alexander hace justo eso: le muestra la causa subyacente y le permite eliminar la tensión responsable de muchos de los dolores que por error atribuimos al proceso de envejecimiento.

Este hecho queda ilustrado por la historia verídica de una mujer de sesenta y cinco años que sentía un gran dolor en su pierna izquierda, tanto cuando estaba de pie como al caminar. Al consultar a su médico, este le realizó pruebas y radiografías. Una vez obtenidos los resultados, el doctor le informó de que tenía artritis y que se debía a la edad. La mujer se resistió a creer que la única razón fuera la edad, ya que, como ella misma hizo ver a su médico, su pierna derecha estaba perfectamente y ambas tenían la misma edad. Era obvio que estaba forzando la pierna que le daba

problemas, y si podía averiguar cómo ocurría, sería capaz de avanzar en el proceso de alivio del dolor.

DOLOR DE ESPALDA

Uno de los ejemplos más comunes de enfermedad relacionada con la tensión es el dolor de espalda. El 80 % de la población occidental sufrirá dolor lumbar incapacitante en algún momento de su vida. Los quiroprácticos de Estados Unidos reciben cien millones de visitas cada año, y en el Reino Unido se pierden sesenta millones de jornadas laborales cada año por problemas de espalda; estas cifras se duplican cada década. Hasta un 80 % de la población de Estados Unidos padecerá algún tipo de dolor lumbar antes de cumplir los cincuenta años, y se ha estimado que más de 230.000 personas en el Reino Unido están de baja médica cada día por dolor de espalda. Esta cifra no incluye a todos aquellos que están desempleados –ni a los que tienen dolor de espalda pero continúan trabajando. El número real de personas que sufren dolor de espalda podría superar los veinte millones, lo que resulta asombroso si se considera que equivale prácticamente a la tercera parte de la población del Reino Unido.

En el mundo occidental, las estadísticas revelan que el dolor de espalda no se limita tan solo a Estados Unidos y Reino Unido, sino que parece que se trata de un problema cada vez más importante en la mayoría de los países desarrollados. Sin embargo, pocas personas parecen tener una respuesta clara o una solución al problema. Aunque se invierten grandes cantidades de dinero en el tratamiento del dolor de espalda, y los tratamientos en sí conllevan efectos secundarios desagradables, se ha investigado poco el motivo por el que este problema está tan extendido en nuestra sociedad y, en cambio, es extraño en algunos países poco desarrollados. Los médicos, los especialistas en espalda y los cirujanos ortopédicos admiten abiertamente que la causa del dolor de espalda es con frecuencia un misterio y que tras la cirugía muchas personas aún sufren más molestias que antes. Lo mismo puede decirse de otras dolencias comunes como la artritis o la cefalea.

ASUMIR LA RESPONSABILIDAD

Muchas personas sufren un dolor innecesario durante muchos años, o casi toda la vida, sin saber que es posible hacer algo por ellas. Necesitamos enfrentarnos al hecho de que debemos asumir la responsabilidad de nuestras dolencias y no esperar que otras personas tengan todas las respuestas. Después de todo, las respuestas a muchos de estos problemas pueden encontrarse al examinar nuestra propia postura y la manera en la que utilizamos nuestro cuerpo cuando realizamos incluso las tareas más simples: el dolor tan solo es el sistema de advertencia de nuestro cuerpo, que trata de avisarnos de que algo no funciona bien.

Si condujera un automóvil y se encendiera la luz de advertencia del nivel de aceite, no se limitaría a quitar la luz y continuar conduciendo, ya que, evidentemente, sería una locura. Detendría el vehículo, intentaría averiguar cuál es el problema y trataría de arreglarlo; si no lo hiciera, el problema podría ser más serio más adelante. Esto es lo que deberíamos hacer con nuestro cuerpo, aunque la mayoría de nosotros intenta eliminar el dolor sin investigar primero su causa.

Si aplica la técnica Alexander como una práctica diaria, será capaz de realizar elecciones conscientes que superarán el ámbito físico, lo que le permitirá una mayor libertad en todos los aspectos de su vida. Como las posturas físicas que solemos adoptar suelen ser un mero reflejo de nuestro yo interior (por ejemplo, si está deprimido o harto es probable que su cabeza esté ligeramente inclinada y que adopte una postura

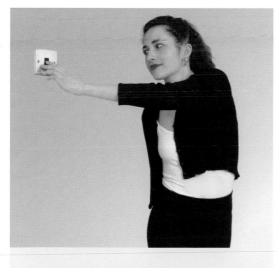

Advierta la falta de coordinación en los movimientos de esta persona durante la sencilla acción de apagar una luz –sus piernas van en una dirección, pero el resto de su cuerpo va en otra. Este hecho provoca una distorsión en su cuerpo, que, a su vez, da lugar a una tensión muscular excesiva en todo el cuerpo.

Por el simple hecho de utilizar la mano más cercana al interruptor, es capaz de realizar la misma acción con mayor eficiencia y mucha menos tensión sobre su cuerpo en general. También parece más elegante.

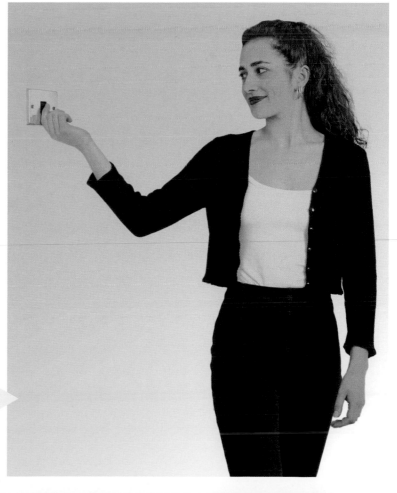

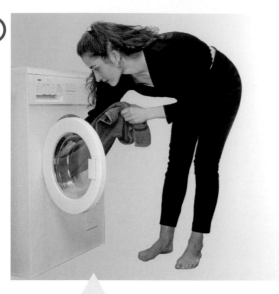

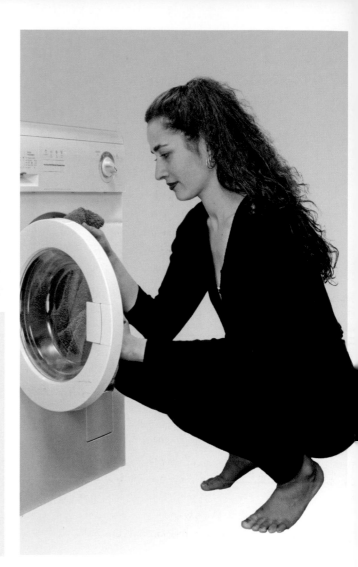

Cargar la lavadora de esta manera somete a sus músculos a una enorme tensión. Advierta cómo la mayor parte del cuerpo se sitúa frente a los pies, sometiendo a los músculos del cuello, la espalda y las piernas a una tensión excesiva para evitar caer hacia delante.

Ponerse en cuclillas para realizar la misma actividad hace que todo el cuerpo permanezca en equilibrio porque la mayor parte del peso se sitúa en los pies. El hecho de adoptar esta posición de manera regular en lugar de agacharse significa que tendrá menos propensión a sufrir dolor de espalda.

desplomada), muchas personas encuentran que también rompen hábitos mentales y emocionales que habían estado presentes durante la mayor parte de su vida. Resulta importante ser consciente de que únicamente se eliminarán los patrones de comportamiento que ya no le sirven, y esto le permitirá expresarse sin miedo a ser juzgado o criticado.

La técnica de Alexander es una herramienta con la que tendrá una auténtica libertad de elección, y esto le conducirá de manera natural hacia un estilo de vida más armonioso y feliz. De hecho, por esta razón los principios de la técnica Alexander suelen considerarse con frecuencia una filosofía de vida.

CLASES DE ALEXANDER

Aunque la técnica Alexander es muy simple, con frecuencia resulta bastante difícil observar los propios hábitos y lugares de tensión en el cuerpo, por lo que encontrar un profesor resulta de particular importancia para que le ayude con las dificultades que puedan surgir durante el proceso de aprendizaje. En este libro conocerá los principios y la filosofía subyacente a la técnica Alexander, pero no sustituyen las clases reales que pueda recibir de un profesor cualificado; después de todo, no esperaría conducir un automóvil después de leer un libro para aprender a conducir de manera autodidacta. Sin embargo, una vez haya comprendido los principios de la técnica comentados en este libro, será capaz de entender con mayor rapidez y facilidad lo que el profesor intenta transmitirle, y se ahorrará tiempo y dinero.

Muchas personas me preguntan si son demasiado mayores para aprender esta técnica. En mi opinión, la respuesta es no. He enseñado a personas que casi contaban ochenta años y que han realizado progresos destacados. Sin embargo, debo admitir que cuanto más joven se es, menos hábitos se habrán acumulado y es más probable que se puedan liberar tensiones con mayor rapidez. Dicho esto, los requisitos principales, con independencia de la edad, son tener paciencia y ganas de aprender sobre uno mismo y los hábitos arraigados que ha adquirido durante su vida.

Las sesiones de la técnica Alexander tienen una duración entre media hora y una hora. Durante este tiempo, su profesor moverá sus extremidades, cabeza y cuerpo por medio de varias posturas con el fin de detectar las zonas en las que pueda estar acumulando tensión muscular (*véase* imagen derecha). El proceso es muy suave e indoloro. Cuando descubra un punto de tensión, su profesor le pedirá que la libere, y quedará asombrado al ver la diferencia después de unas pocas clases.

Aunque la técnica Alexander se suele incluir en otros temas complementarios relacionados con la salud como la osteopatía y la homeopatía, en realidad es muy diferente, ya que enseña a la gente cómo ayudarse a sí misma, de manera que en el futuro comience a saber de manera natural qué hacer cuando aparezca una molestia o un dolor.

Aunque las clases de Alexander tienen resultados terapéuticos, el profesional se denomina profesor/maestro antes que terapeuta, ya que el alumno asume la total responsabilidad de su propio bienestar; depende de él practicar lo que ha aprendido en las sesiones. Las clases de técnica Alexander se explican con mayor detalle en el capítulo 8.

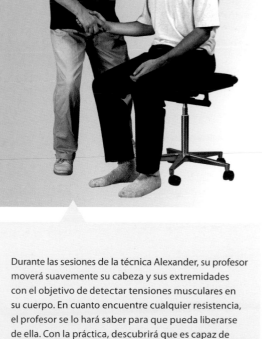

Durante las sesiones de la técnica Alexander, su profesor moverá suavemente su cabeza y sus extremidades con el objetivo de detectar tensiones musculares en su cuerpo. En cuanto encuentre cualquier resistencia, el profesor se lo hará saber para que pueda liberarse de ella. Con la práctica, descubrirá que es capaz de eliminar esta tensión por sí mismo.

LAS TRES ETAPAS DEL APRENDIZAJE DE LA TÉCNICA

1 Liberar la tensión indeseada que se ha acumulado tras permanecer de pie o sentado de manera descoordinada durante muchos años.

2 Aprender nuevas maneras de moverse, estar de pie o sentado que son más fáciles, más eficientes y que ejercen menos tensiones sobre el cuerpo. Esto reduce el desgaste excesivo de los huesos y las articulaciones, al mismo tiempo que permite que los órganos internos dispongan del espacio suficiente para funcionar de forma natural.

3 Aprender nuevas maneras de reaccionar física, emocional y mentalmente frente a distintas situaciones.

CONCIENCIACIÓN

La clave para aprender la técnica es la concienciación. Al principio, parece muy extraño ser consciente de cómo realizamos las tareas, porque estamos acostumbrados a movernos de manera automática e inconsciente. Poco a poco aprendemos a pensar brevemente antes de realizar cualquier acción para verificar si se puede realizar con la mínima tensión.

La mayoría de las personas se sorprenden al descubrir cómo tensan los músculos del cuello o la espalda de manera innecesaria. Al analizar los movimientos más simples como andar o levantarse de una silla, podemos descubrir nuevas formas de movimiento que liberan tensiones en lugar de crearlas. Las personas que han asistido a una serie de sesiones por lo general se sienten menos cansadas y tienen más energía para realizar las actividades con las que disfrutan, en lugar de sentarse cada noche sintiéndose exhaustas. Por tanto, su calidad de vida se refuerza y suelen aparecer los sentimientos de calma, felicidad y una mayor sensación de bienestar.

No nos solemos prestar demasiada atención a nosotros mismos, excepto en lo que se refiere al aspecto –quizá invirtiendo en ropa o maquillaje en una apuesta por parecer más atractivos. Sin embargo, no hay nada más hermoso que alguien que se mueve con elegancia o permanece de pie con gran porte. Muchas personas que

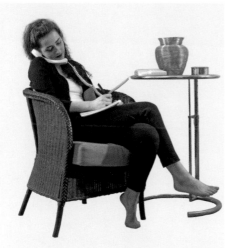

Las actividades cotidianas simples, como hablar por teléfono, pueden provocar tensiones innecesarias. Utilizar el hombro para sujetar el teléfono –si se repite con la suficiente frecuencia– puede hacer que esta postura se convierta en habitual, lo que conduciría a un dolor crónico de hombro o de cuello.

Reconsiderar la manera en la que realiza las tareas comunes contribuirá a mantener el cuerpo alineado. Sostener el teléfono con la mano y escribir apoyándose en una mesa y no en la rodilla ayudará a mejorar su postura de forma natural.

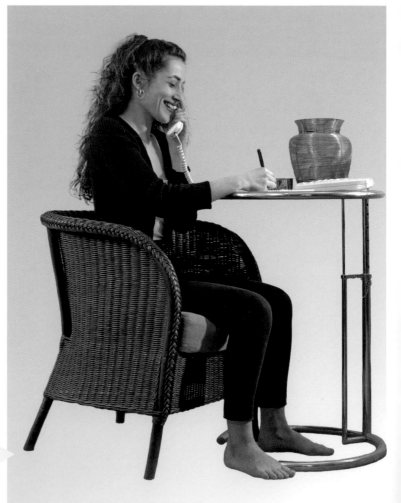

han tomado clases afirman que la técnica les ha servido para sentirse más jóvenes y tener un aspecto rejuvenecido, ¡algo que casi todos desearían conseguir! Además, no solo le ayudará a adquirir consciencia de su cuerpo, sino también del mundo que lo rodea. Encontrará que a medida que las preocupaciones y los problemas comienzan a desvanecerse, irá aumentando su apreciación por la vida en general.

REEDUCACIÓN

Cuando comience a aplicar los principios de la técnica, no aprenderá a hacer nada nuevo, sino que se limitará a desaprender muchos de los hábitos que ha ido adquiriendo en el transcurso de su vida. El propio Alexander decía con frecuencia que en el momento en que se deja de realizar la acción inadecuada (el hábito), la correcta ocurrirá por sí sola. Sin embargo, en ocasiones resulta más difícil reaprender algo que aprenderlo la primera vez, porque nuestra forma habitual de realizar acciones ya nos parece correcta. Sin embargo, en cuanto comience a liberar las tensiones, será consciente de que utiliza su cuerpo de una manera mucho más equilibrada y coordinada. Todos los dolores y molestias comenzarán a desaparecer poco a poco, y, por último, se desvanecerán por completo.

Resulta importante darse cuenta de que todo el proceso de reevaluar la manera de moverse requiere un tiempo, ya que se trata de hábitos que están presentes desde la infancia. Conforme aumenta el ritmo de vida, parece que esperamos obtener resultados de un modo inmediato, pero la naturaleza no es así. Precisará cierto tiempo para que el cuerpo se reestructure, e incluso es posible que necesite algunas clases hasta que comprenda lo que se espera de usted.

CAMBIAR LOS PATRONES DE COMPORTAMIENTO

A lo largo de nuestras vidas, todos desarrollamos patrones de comportamiento físico, mental y emocional; por lo general, las demás personas son más conscientes de ellos que nosotros mismos. Reaccionamos una y otra vez de la misma manera frente a una situación determinada, con independencia de que sea o no adecuada, y como muchas de estas reacciones son automáticas, las repetimos continuamente sin ser conscientes de ello. De hecho, aprendimos la mayoría de estas formas de respuesta cuando éramos niños, y algunas comenzaron mucho antes de nuestros primeros recuerdos de la infancia.

Un buen ejemplo de comportamiento habitual resulta evidente cuando llegamos tarde a una cita. Muchos de nosotros reaccionamos físicamente encorvando los hombros; ya no pensamos de un modo racional, y si conducimos un vehículo, asumimos riesgos innecesarios, incluso cuando la cita es de escasa importancia, como quedar con un amigo para tomar algo. ¡Incluso podemos llegar a arriesgar nuestras vidas intentando llegar al trabajo a tiempo! Estas reacciones emocionales, físicas y mentales a menudo nos las inculcan durante nuestra época escolar, cuando llegar tarde podía suponer algún tipo de burla o castigo.

CÓMO PUEDE AYUDAR LA TÉCNICA

Existen numerosas razones distintas para tomar lecciones de la técnica Alexander, y la más motivadora de todas es el dolor. Yo mismo solía sufrir ciática aguda; acudí a médicos, quiroprácticos, un osteópata y numerosos fisioterapeutas, pero ninguno resultó de ayuda. De hecho, algunos de los tratamientos incluso empeoraban mi salud. Comencé a asistir a lecciones de Alexander, y descubrí que mi ciática era causada parcialmente por una posición extraña que adoptaba durante largos períodos al sentarme para impartir clases de conducción. Cuando comencé a cambiar la manera de sentarme y de moverme, el músculo que atrapaba el nervio ciático se relajó y, con ello, cesó también el dolor acuciante en mis piernas.

Estos son algunos ejemplos comunes en los que la técnica Alexander podría ayudarle en su vida cotidiana:

● Es posible que sea uno de los millones de individuos que de manera regular sufren dolor de espalda, tortícolis, cefaleas, artritis u otros síntomas para los que parece no existir ningún remedio. La técnica Alexander no se propone curar los síntomas específicos de estos males, sino que le ayuda a descubrir y cambiar los patrones habituales perniciosos e inconscientes que pueden ser con frecuencia la causa subyacente de su problema.

- Puede sufrir estrés a causa del trabajo, o quizá por razones domésticas. La técnica le permitirá analizar sus reacciones con mayor detalle en las situaciones cotidianas, así como comprobar cómo acumula una tensión excesiva en su vida diaria. Al modificar la manera en la que reacciona frente a las distintas situaciones, podrá reducir drásticamente sus niveles de estrés, tal vez evitando con ello una presión arterial elevada, úlceras de estómago e incluso infartos y apoplejías.
- Es posible que sufra dolores o molestias sin saber el motivo. La técnica puede ayudarle a determinar que sus hábitos posturales bien podrían ser la causa de su problema.
- Si es un músico, actor, bailarín, cantante o deportista (*véase* capítulo 6 sobre el deporte) que requiere que su

cuerpo funcione al máximo de su eficiencia, la técnica Alexander le proporcionará una vía para relajar la tensión excesiva, lo que le permitirá un rendimiento próximo a su máximo potencial con un esfuerzo mínimo. Resulta interesante destacar que muchas de las principales instituciones para la enseñanza de la música y el arte dramático incluyen la técnica Alexander en su programa de estudios.

- En el caso de que esté embarazada y quiera cuidar su cuerpo para proporcionarse a sí misma y al feto una mayor posibilidad de disfrutar de un embarazo sin complicaciones y un parto fácil y más natural (*véase* capítulo 7).
- Tal vez esté sano, y simplemente quiera asumir una mayor responsabilidad en el cuidado de su salud y bienestar, como hace hoy en día un número cada vez mayor de personas. Es posible que desee descubrir algo más sobre sí mismo, o que quiera utilizar la técnica para prevenir el deterioro de su salud más adelante. Enseño a muchas personas que rondan los cuarenta o cincuenta años, y que desearían haber conocido esta técnica veinte años atrás.

Estas son algunas de las aplicaciones más comunes, pero la técnica puede ser empleada por casi cualquier persona para mejorar el funcionamiento de todo su cuerpo. Los beneficios son enormes –no solo en lo que concierne a la salud física, sino también al bienestar emocional y mental. Hay mucho que ganar y casi nada que perder.

Con el fin de entender la técnica Alexander en su totalidad, es importante comprender las distintas etapas que el mismo Alexander tuvo que experimentar para llegar a desarrollarla. Todo el proceso le llevó un período de siete años, y continuó revisando su técnica una y otra vez durante sesenta años desde de su descubrimiento inicial hasta el momento de su fallecimiento. Incluso en la actualidad, la técnica continúa evolucionando de la mano de profesores de Alexander capacitados, quienes van descubriendo la importancia de los hallazgos iniciales de Alexander.

LA TÉCNICA ALEXANDER ES...

- Una manera de detectar las tensiones en su propio cuerpo y eliminarlas.
- Un proceso de reeducación que permite aprender a utilizar su propio cuerpo de un modo más adecuado y evitar tensiones sobre los huesos, articulaciones y órganos internos.
- Un proceso que le permite conocerse mejor, no solo física, sino también emocional y mentalmente.
- Una manera de realizar elecciones auténticas en su vida, en lugar de reaccionar del modo habitual frente a cualquier situación.
- Una forma de comprender cómo el cuerpo está diseñado para trabajar de manera natural, y de aprender cómo detener la interferencia con estas funciones naturales.
- Una técnica que puede practicar, con la ayuda de lecciones, para aportar armonía y felicidad a su vida.

EVOLUCIÓN DE UNA TÉCNICA

Frederick Matthias Alexander nació en Tasmaia, Australia, el 20 de enero de 1869, y era el mayor de los ocho hijos de John y Betsy Alexander. Creció en una pequeña ciudad llamada Wynyard, situada en la costa noroeste de la isla. Frederick nació de forma prematura, y sin el incondicional amor de su madre no habría sobrevivido más de unas cuantas semanas (de hecho, ella era la enfermera y comadrona de la localidad).

Frederick fue un niño muy enfermizo, que sufrió asma y otros problemas respiratorios. Debido a su frágil estado de salud, abandonó la escuela a una edad temprana y el profesor de la escuela local le enseñaba por las tardes.

Durante el día, ayudaba a su padre en el cuidado de los caballos, y este hecho pudo haber sido el desencadenante de la sensibilidad de sus manos, que más tarde jugarían un papel crucial en la enseñanza de su técnica a otras personas.

La salud de Frederick mejoró de una manera gradual durante la adolescencia. A los diecisiete años, las presiones económicas de la familia le obligaron a abandonar la vida al aire libre de la que disfrutaba tanto, para trabajar en la Mount Bischoff Tin Mining Company. En su tiempo libre aprendió de manera autodidacta a tocar el violín, y también formó parte de un grupo de teatro de aficionados. A los veinte años había ahorrado lo suficiente para viajar a Melbourne, donde se alojó con su tío, James Pearce, y durante los tres meses siguientes gastó en teatro, conciertos y visitando galerías de arte el dinero que había ganado con tanto esfuerzo. Después, Alexander decidió que quería convertirse en actor y recitador.

PROBLEMAS DE VOZ

Alexander permaneció en Melbourne y tuvo varios empleos para financiar los estudios que realizaba por la noche o los fines de semana. Trabajó para un agente inmobiliario, en unos grandes almacenes y como catador de té para un comerciante de este producto. No tardó mucho tiempo en labrarse una magnífica reputación como orador, e incluso llegó a crear su propia compañía de teatro, que se especializó en recitales de monólogos de Shakespeare.

A medida que fue aumentando su fama, Alexander comenzó a aceptar cada vez más compromisos, lo que, a su vez, supuso mayor presión para sus cuerdas vocales. Pronto, la tensión comenzó a aflorar, y su voz empezó a presentar episodios de afonía regularmente en medio de sus representaciones. Visitó a varios médicos y también logopedas, quienes lo medicaron y le sugirieron ejercicios, pero sin gran efecto. La situación se deterioró aún más, hasta que en una ocasión Alexander apenas pudo terminar su recital.

La ansiedad comenzó a hacer mella en él al darse cuenta de que toda su carrera estaba en juego. Visitó a un médico más, quien, convencido de que las cuerdas vocales habían sufrido un sobreesfuerzo, le prescribió reposo total de la voz durante dos semanas, prometiendo a Alexander que esta sería la solución al problema. Determinado a probarlo todo, Alexander apenas pronunció una palabra durante el período de dos semanas que precedió a su próximo compromiso importante.

Al inicio de la actuación, quedó encantado al darse cuenta de que su voz era clara como el agua; de hecho, era mucho mejor de lo que había sido en los últimos meses. Este entusiasmo se convirtió en consternación cuando a mitad de la representación, volvió la afonía, que empezó a deteriorarse hasta que al final de la velada, apenas podía hablar. Al día siguiente, y sintiéndose muy decepcionado, volvió a su médico y le informó sobre el suceso. El doctor opinó que el tratamiento había tenido cierto efecto y le recomendó un período de reposo mayor para las cuerdas vocales. Lo que ocurrió a continuación se convirtió en la esencia de la técnica Alexander.

CAUSA Y EFECTO

Alexander rechazó cualquier tratamiento posterior, afirmando que después de seguir durante dos semanas las instrucciones del médico, sus problemas habían vuelto en menos de una hora. Entonces, comentó con el médico que si su voz era perfecta cuando comenzó el recital, y se encontraba en un estado deplorable al finalizarlo, debía haberse producido algún hecho durante su actuación que desencadenara la dolencia. El médico reflexionó durante un instante y estuvo de acuerdo con la aseveración. «Puede decirme, entonces, ¿qué es lo que provocó el problema?», le preguntó Alexander. El médico admitió, con toda honestidad, que no lo sabía.

Alexander abandonó la consulta decidido a encontrar la solución a su curioso problema. Esto le llevó a un viaje de descubrimiento que no solo le aportó la respuesta a esta pregunta, sino que también reveló el proceso del movimiento del cuerpo humano y la interferencia con estos reflejos, que es la causante de gran parte de los padecimientos de la civilización moderna. En ese momento, los hallazgos de Alexander fueron por completo subestimados, aunque su descubrimiento se considera hoy en día uno de los más relevantes del siglo xx.

Es posible que piense que no tiene ningún problema con su voz, pero que sí le duele la espalda, el cuello, los hombros u otra parte de su cuerpo. El hecho es que la lógica de Alexander puede aplicarse a casi cualquier dolencia. Por ejemplo, si la espalda está bien antes de dedicarse al cuidado de su jardín, pero le duele cuando ha terminado, entonces debe ser que somete a su cuerpo a una tensión innecesaria mientras cava o arranca las malas hierbas, y esta es la causa subyacente de su dolencia. No importa el problema físico que padezca; siempre hay una razón detrás de él, y cuando esta se elimina, el dolor o la molestia va desapareciendo gradualmente.

INVESTIGACIONES INICIALES

Frederick Matthias Alexander únicamente contaba con dos pistas o indicios para seguir cuando comenzó sus investigaciones:

1 El hecho de recitar sobre el escenario le provocó la afonía que le hizo perder la voz.

2 Cuando hablaba de forma normal, la afonía de su voz desaparecía.

Siguiendo unos pasos simples y lógicos, Alexander dedujo que si el hecho de hablar con naturalidad no le hacía perder la voz, mientras que recitar, sí, debía existir alguna diferencia entre ambas acciones. Si podía averiguar cuál era esa diferencia, podría ser capaz de cambiar la forma en que utilizaba su voz al recitar, lo que solucionaría su problema. Utilizó un espejo para observarse mientras hablaba con voz normal, y, de nuevo, mientras recitaba, con la esperanza de poder discernir las diferencias entre ambas. Observó con mucho cuidado, pero no pudo ver ninguna alteración o nada antinatural mientras hablaba normalmente. Pero cuando comenzó a recitar, apreció varias acciones que eran distintas:

- Solía echar la cabeza hacia atrás con cierta fuerza, lo que tensaba la columna.
- Al mismo tiempo, hundía la laringe (la cavidad muscular hueca en el cuello donde se encuentran las cuerdas vocales).
- Asimismo, comenzaba a aspirar aire por la boca, lo que producía un sonido entrecortado.

Hasta ese momento, Alexander no había sido consciente de esos hábitos. Cuando recuperó su voz de habla normal, se dio cuenta de que los mismos hábitos estaban allí, pero en menor grado. Este era el motivo por el que no había detectado nada antes. Así, el primer descubrimiento de Alexander fue: **el mal uso del cuerpo a menudo tiene lugar de forma habitual e inconsciente.**

Alentado por estos nuevos descubrimientos, volvió al espejo y recitó una y otra vez para observar alguna nueva pista. Pronto fue consciente de que los tres hábitos se acentuaban cuando leía pasajes que requerían unas exigencias extraordinarias para su voz. Este hecho confirmó sus primeras sospechas de que existía algún tipo de relación entre su manera de recitar y la pérdida de su voz. Por primera vez, se dio cuenta de que él mismo era el que causaba el problema de un modo inconsciente.

EL CONTROL PRIMARIO

El siguiente escollo que Alexander tuvo que superar fue su incertidumbre sobre la causa de estas tendencias perjudiciales. Se encontró inmerso en un laberinto de preguntas: ¿era la inhalación de aire al respirar lo que tiraba su cabeza hacia atrás, hundiendo la laringe? ¿O era el movimiento de la cabeza hacia atrás lo que causaba la depresión de la laringe y la inhalación de aire? ¿O era la depresión de la laringe la que producía la inhalación del aire y el movimiento hacia atrás de la cabeza?

Al principio fue incapaz de contestar estas preguntas, pero continuó experimentando con paciencia frente al espejo. Después de algunos meses, se dio cuenta de que no podía evitar la aspiración de aire mientras respiraba, o la depresión de la laringe, pero que hasta cierto punto podía evitar mover su cabeza hacia atrás liberando la tensión muscular. Al hacer esto, también advirtió que mejoraba indirectamente el estado de su laringe y de su respiración. En este punto, Alexander anotó en su diario:

> «La importancia de este descubrimiento no puede subestimarse, ya que me condujo al descubrimiento posterior del control primario del funcionamiento de todos los mecanismos del organismo humano, y este hecho constituyó la primera etapa importante de mi investigación».

Alexander había realizado su segundo descubrimiento: la existencia del control primario (la relación dinámica de la cabeza con la columna), que permite una actividad óptima de la musculatura y los reflejos a través del resto del cuerpo.

Alexander prosiguió con sus experimentos, y pronto advirtió que cuando evitaba mover la cabeza hacia atrás, disminuía la afonía en su voz. Volvió a visitar a su médico, quien constató que había experimentado una mejora considerable en el estado general de su garganta y cuerdas vocales. Alexander ahora contaba con una demostración positiva de que su manera de recitar provocaba la pérdida de voz, y que la modificación en el modo de ejecutarla

conduciría por fin a erradicar el problema. El tercer descubrimiento de Alexander fue el siguiente: la forma en que se utiliza el cuerpo afecta de manera invariable a todas sus funciones.

PERCEPCIÓN SENSORIAL INCORRECTA

Entusiasmado con la idea de que finalmente llegaba al fondo de la cuestión, Alexander continuó experimentando para comprobar si podía obtener una mejora adicional en el estado de sus cuerdas vocales. Lo consiguió adelantando su cabeza de una manera deliberada hacia el frente, pero se sorprendió al descubrir que este hecho también hundía la laringe. Con la intención de observar sus movimientos con mayor detalle, añadió dos espejos más a cada lado del primero. Cuando volvió a observarse en ellos, pudo advertir con claridad que, de hecho, aún ejercía presión con su cabeza sobre la columna. Alexander se sorprendió mucho con estos hallazgos, porque comprendió que estaba haciendo justo lo *opuesto* de lo que creía que estaba haciendo. Había descubierto otra cosa: sufría una percepción sensorial incorrecta.

En otras palabras, ya no podía fiarse de su percepción sensorial para indicarle lo que estaba haciendo o dejaba de hacer. En un principio, pensó que se trataba de su propia idiosincrasia personal, pero cuando comenzó a enseñar su técnica, se dio cuenta de que la percepción sensorial incorrecta era prácticamente universal. Con cierta desilusión, aunque incapaz de renunciar a su búsqueda, Alexander perseveró y comenzó a ser consciente de que su hábito de mover su cabeza hacia atrás y hacia abajo no solo causaba el hundimiento de su laringe, sino que también provocaba varias tensiones y presiones en todo su cuerpo. Asimismo, se dio cuenta de que levantaba el pecho, arqueaba la espalda, adelantaba la pelvis, tensaba los músculos de las piernas, e incluso se agarraba al suelo con los pies. Todo ello afectaba a su equilibrio y a la forma de moverse. Esto le condujo a su siguiente descubrimiento: el cuerpo no funciona como entidades independientes, sino como una sola unidad donde cada parte afecta a todas las demás.

Durante su época de formación, uno de sus profesores de recitación le había enseñado que debía «aferrarse al suelo» con los pies. Le había obedecido tensando los pies y los dedos, creyendo que, obviamente, su profesor sabía más que él. De manera similar, en nuestra sociedad se nos enseña a sentarnos o a estar de pie en una manera precisa con la intención de corregir nuestra postura. Incluso si logramos lo que nos imaginamos que nos piden, es posible que empeoremos la situación en lugar de mejorarla. Esto se debe a que vivimos bajo la ilusión de que otras personas saben lo que es una buena postura, cuando en realidad no es así.

Entonces, Alexander comprendió que tensar todos los músculos de sus piernas y pies era parte del mismo hábito que le provocaba tensar los músculos del cuello. La acción de «aferrarse al suelo» con los pies se había convertido en un hábito tan arraigado que con el transcurso de los años ya no lo realizaba de forma consciente. Le resultó casi imposible recitar sin que todos sus hábitos estuvieran presentes, y cualquier cosa que hacía para cambiar su manera de recitar simplemente incrementaba la tensión, que en última instancia empeoraba la situación. Así, el siguiente descubrimiento de Alexander fue el siguiente: un estímulo determinado produce la misma reacción una y otra vez, y al pasar desapercibida, se convierte en un comportamiento habitual. Esta reacción habitual nos parece normal y natural.

En ese momento, Alexander se encontraba en una situación imposible, porque confiaba en sus percepciones sensoriales para que le proporcionaran información, aunque sabía, gracias a su experiencia previa, que no podía fiarse de estas sensaciones. En esta etapa de sus experimentos anotó en su diario:

> «Es importante recordar que la utilización de una parte específica en cualquier actividad se encuentra íntimamente relacionada con el uso de otras partes del organismo, y que la influencia ejercida por las distintas partes entre sí cambia continuamente según la forma en que se empleen estas partes. Si una parte usada en la actividad se utiliza de un modo relativamente nuevo y no resulta familiar, el estímulo para emplear esta parte de la manera novedosa resulta débil en comparación con el que la lleva a utilizar las otras partes del organismo, que se usan de forma indirecta en la actividad, siguiendo la manera habitual».

Alexander explicaba a continuación que, en su caso, estaba intentando conseguir un modo no familiar de utilizar la cabeza y el cuello con el propósito de recitar. El estímulo para proporcionar un nuevo uso a su cabeza y cuello tendía a ser débil al compararlo con el estímulo para seguir la antigua forma habitual (aunque errónea) de usar los pies y las piernas, con las que se había familiarizado por emplearlas en el momento de recitar. Aquí radica la dificultad: en romper con nuestros viejos hábitos para aprender nuevas formas de funcionamiento.

DIRIGIR EL CAMBIO

Esto condujo a Alexander a cuestionarse cómo dirigirse conscientemente mientras recitaba. Se dio cuenta de que nunca pensaba cómo se movía, sino que tan solo lo hacía de la forma habitual porque le parecía «correcto». En un principio intentó corregirse moviendo la cabeza hacia el frente o hacia arriba, pero pronto fue consciente de que de nuevo incrementaba la misma tensión muscular que intentaba eliminar. En este punto se dio por vencido por pura exasperación, y casi de inmediato consiguió liberar la tensión que buscaba. Se percató de que bastaba con *pensar* en las instrucciones con la finalidad de conseguir un cambio sin crear nuevas tensiones, y comenzó a experimentar con darse cuenta de lo que hacía y dirigiendo conscientemente la manera en la que se movía. Describió este proceso como *pensar en la actividad*.

El significado de la palabra «dirigir», como la empleaba Alexander, consiste en dar una orden mental al cuerpo de manera consciente, de modo que este responda

EL PLAN DE ALEXANDER

1 Inhibir cualquier respuesta inmediata al estímulo de pronunciar la frase.

2 Utilizar sus nuevas instrucciones (órdenes mentales), para conseguir una menor tensión en el cuello y la garganta.

3 Continuar proyectando estas instrucciones hasta familiarizarse lo suficiente con ellas para aplicarlas de manera consistente durante la recitación.

4 Mientras continuaba dando sus instrucciones, se preguntaba a sí mismo si debía:
a continuar y realizar la tarea de recitar
b elegir no hablar después de todo
c decantarse por hacer algo completamente diferente.

a lo que le has dicho que haga, en lugar de que funcione por hábito.

Por ejemplo, cuando una persona se da cuenta de que tiene los hombros encorvados, debería pensar en liberar la tensión, y sus hombros descansarán de inmediato. Puede encontrar una explicación más detallada de este proceso en el capítulo 4.

Cuando Alexander practicó sus instrucciones durante el tiempo suficiente, decidió volver a los espejos y probar sus nuevos hallazgos mientras recitaba. Para su desconsuelo, descubrió que fallaba con más frecuencia que acertaba. Estaba seguro de que había encontrado la respuesta a su problema, pero comenzó a creer que eran sus propias limitaciones personales las que evitaban que alcanzara sus objetivos. Buscó todas las posibles causas de fallo, y después de muchos meses, observó que pronunciaba correctamente las instrucciones, pero que volvía con rapidez a su antiguo hábito de mover la cabeza hacia atrás y provocar tensión en todo su cuerpo. Alexander se había orientado tanto a los objetivos en lo que concernía a la recitación que todos sus intentos por «hacerlo bien» habían producido tensiones en los músculos de su cuello. Debía encontrar una manera de no preocuparse por conseguir su fin. Y trabajó en el plan que se muestra en el cuadro superior.

Después de trabajar siguiendo su plan durante un tiempo, Alexander perfiló su técnica, que consiste sobre todo en mejorar la consciencia, erradicar los hábitos nocivos y elegir con libertad. Asimismo, fue capaz no solo de liberarse del hábito que había arruinado su carrera, sino también de curarse del asma recurrente que le había afectado desde su nacimiento.

EL INTERÉS CRECIENTE

Cuando Alexander volvió a los escenarios, muchos colegas actores que sufrían problemas similares solicitaron su ayuda, y él comenzó a enseñar su técnica a los demás. Las noticias sobre el actor que se había curado a sí mismo de sus dificultades vocales y respiratorias corrieron como la pólvora, y los doctores comenzaron a derivar pacientes a Alexander, quien tuvo un éxito enorme en el tratamiento de una gran variedad de dolencias. Utilizaba la suave guía de sus manos, así como instrucciones verbales para transmitir su técnica, lo que ayudó a muchas personas a romper con los hábitos nocivos que se encontraban en la raíz de sus enfermedades.

Uno de estos médicos, el Dr. J. W. Stewart McKay, vio el enorme potencial de su trabajo y convenció a Alexander para que fuera a Londres para hacer llegar su técnica a un público más amplio. En la primavera de 1904, Alexander zarpó hacia Inglaterra. Llegó ese mismo año y abrió una consulta en Victoria Street y, más tarde, en Ashley Place, en el centro de Londres. Pronto lo consideraron una figura de «culto»: enseñó a una serie personalidades de la época, entre las que se encontraban George Bernard Shaw (dramaturgo), Aldous Huxley (escritor), John Dewey (filósofo y pedagogo), sir Henry Irving (actor) y sir Charles Sherrington (premio Nobel en fisiología y medicina). Cuando cumplió sesenta años, le animaron a que organizara un curso para formar a profesores por temor a que su técnica se perdiera con él, y en 1931, comenzó a impartir clases a profesores en su casa de Ashley Place. Alexander continuó enseñando de forma privada a nuevos profesores hasta su muerte, acaecida en 1955.

¿POR QUÉ LA TÉCNICA ALEXANDER ES RELEVANTE PARA USTED?

• • • • • • • • • • • • • • • • • •

«El ser humano ha dejado de ser un animal natural tras emerger de su lucha con la naturaleza. Ha desarrollado unos curiosos poderes de discriminación, de elección y de construcción. Ha modificado el medio que le rodea, su alimentación y toda su forma de vida. Ha investigado las leyes que controlan la herencia y las causas de las enfermedades. Pero su conocimiento continúa siendo limitado, y su emersión, incompleta. El poder de la fuerza que conocemos como evolución aún lo mantiene encadenado, aunque el ser humano ha aflojado estas ataduras y posiblemente podrá por fin liberarse por completo».

Frederick Matthias Alexander

2

En el último siglo hemos realizado avances médicos y científicos significativos, venciendo muchas enfermedades graves, pero otras, entre las que se encuentran el dolor de espalda, las molestias de cuello y hombros, las enfermedades de la columna, la depresión y el insomnio, están alcanzando proporciones epidémicas. Aunque tan solo unas pocas son fatales, pueden afectar de forma adversa nuestra calidad de vida. Estas condiciones suelen relacionarse con frecuencia con la tensión a la que sometemos nuestro cuerpo, que afecta a los músculos y articulaciones, y distorsiona nuestra postura natural.

Los niños se mueven con libertad y con un mínimo esfuerzo; cuando corren, la cabeza va por delante y el resto del cuerpo la sigue de un modo natural con facilidad. Como adultos, nuestros movimientos suelen estar descoordinados. La técnica Alexander nos ayuda a liberar tensiones, a aprender nuevas maneras de movernos y a redescubrir nuestra gracia y porte naturales, permitiéndonos disfrutar de un estilo de vida más saludable y más feliz.

RECOMPENSAS
duraderas para la
SALUD

Aunque la ciencia ha conseguido avances considerables en su lucha contra las patologías graves, la solución a otras enfermedades, incluidos muchos desórdenes musculoesqueléticos y varias neurosis, no se encuentra en los laboratorios. En un principio, se ponen grandes esperanzas en los numerosos fármacos que llegan al mercado cada año, pero por desgracia las esperanzas se hacen añicos cuando el cuerpo se vuelve inmune al efecto de los medicamentos. En cambio, la explicación a la gran mayoría de las molestias más comunes se encuentra en nuestra forma de vida, y es aquí donde la técnica Alexander puede desempeñar un papel importante: depende de nosotros que emprendamos una acción positiva para ayudarnos a nosotros mismos.

LA VIDA NO ES UNA EMERGENCIA

La vida parece moverse a una velocidad cada vez mayor. Muchas personas con un empleo a jornada completa están continuamente bajo presión, ya que deben cumplir unos plazos casi imposibles. El signo visible del resultado de esta carrera frenética de un lugar a otro es la tensión muscular –hombros encorvados, cuellos tensos, cabezas que se mueven una y otra vez hacia atrás, caras estresadas e infelices– y, sin embargo, nuestra vida no comienza de esta manera.

George Orwell, el famoso escritor, en una ocasión afirmó que a la edad de cincuenta tienes la cara que te mereces; quizá podría decirse lo mismo en el caso del cuerpo. Cuando somos niños, tenemos todo el tiempo del mundo y, en consecuencia, todo nos parece interesante, hecho que se refleja en la viveza de los ojos, la cara radiante y la postura del cuerpo. Las semillas del estrés y la tensión que tantos de nosotros experimentamos en la edad adulta se plantan a una edad temprana como parte del condicionamiento que tiene lugar en la sociedad moderna.

Este hecho resulta curioso, ya que, gracias a la tecnología moderna, tenemos infinidad de máquinas que nos hacen la vida más fácil –lavadoras, lavavajillas, automóviles, aspiradores, ordenadores… la lista resulta casi interminable. De hecho, a finales de la década de 1950, muchas personas estaban muy preocupadas por el hecho de que quizás

tuvieran demasiado tiempo libre en el momento en que contaran con todos estos artefactos para ahorrar tiempo. Sin embargo, hoy en día tenemos la sensación de que contamos con mucho menos tiempo, y muchas personas se sienten cada vez más presionadas por diversos motivos. Como resultado, su calidad de vida –precisamente eso que quieren mejorar constantemente– se ve en gran medida afectada.

Hoy en día, incluso una simple salida para hacer la compra puede convertirse en motivo de tensión. Perdemos nuestro preciado tiempo dando vueltas buscando un sitio para aparcar, e incluso cuando lo encontramos, el tiempo para dejar el automóvil está limitado, por lo que corremos intentando terminar todos los encargos antes de que nos pongan una multa. Muchas otras actividades, como llevar a los niños al colegio o llegar al trabajo a tiempo (¡o ambas!), también aumentan nuestro nivel de estrés, ya que el tráfico en las calles aumenta día tras día. También se incrementa la presión, aunque de manera muy sutil, impuesta tanto a los padres como a las parejas, para trabajar con el fin de mejorar la calidad de vida, aunque el estrés que este hecho conlleva puede repercutir en una vida familiar infeliz con discusiones continuas en el seno familiar. Como resultado de esta presión, los divorcios han aumentado bastante en los últimos veinte años, lo que es un claro reflejo de la tensión que soportan muchas personas. El resultado va en detrimento tanto de los padres como de los hijos, y el daño que esto causa no será visible hasta dentro de varias generaciones.

Es importante que nos demos cuenta de que la vida no es una emergencia solo porque muchos de nosotros actuemos como si lo fuera. Aunque puede parecer que el día no tiene horas suficientes para hacerlo todo, deberíamos concedernos unos instantes para detenernos y reflexionar –si continuamos funcionando bajo tanta presión, nos exponemos de una manera innecesaria a innumerables dolencias relacionadas con el estrés. Este se manifiesta de muchas formas. Una de ellas es el hecho de que los dentistas atienden a un número creciente de pacientes que, mientras duermen o conducen, rechinan los dientes con una fuerza increíble. Los dientes se desgastan o hacen que se inclinen otras piezas dentales, por lo que incluso pueden llegar a caerse; lo que resulta sorprendente es que los mismos pacientes no sean conscientes del daño que les causa. Pueden experimentarse tensiones similares en todo el cuerpo en los puntos de unión entre los músculos y los huesos, lo que provoca un desgaste innecesario en los huesos y las articulaciones. La práctica de la técnica Alexander puede ayudar a aliviar o prevenir todas estas tensiones.

LA FELICIDAD AUTÉNTICA

La técnica Alexander puede ayudarnos a desacelerar y aceptar los días como vienen, en lugar de intentar lograr más y más cada día. Tenemos que evitar esforzarnos tanto y dejar que nuestras vidas transcurran de manera natural. Para cumplir los plazos, de hecho, estamos desgastando nuestros cuerpos con más rapidez de lo necesario, ya que recibimos muchos más estímulos que en el pasado. Tampoco ayuda el hecho de que cada día nos bombardeen con anuncios que nos animan a creer que nuestras vidas están incompletas sin un determinado producto: comenzamos a creer que un automóvil en particular nos dará la sensación de libertad que echamos de menos en nuestras vidas; un dentífrico o un champú concreto nos permitirá hallar la relación que siempre hemos deseado; o una marca particular de cerveza nos aportará la alegría que no hemos encontrado durante años.

Todos sabemos en nuestro interior que no deberíamos vivir nuestras vidas en un estado de insatisfacción, ya que esta nos hace sentir que tenemos que luchar continuamente para conseguir un mejor estilo de vida. El problema es que el condicionante nos ha afectado durante demasiado tiempo, y los hábitos de nuestro cuerpo, nuestra mente y nuestras emociones ya forman una parte tan esencial de nuestras vidas que resulta casi imposible visualizar otra manera de ser más sencilla. Hemos de comprender que las posesiones materiales que intentamos obtener no nos aportarán la felicidad que esperamos. La felicidad procede de nuestro interior: tenemos derecho a ella por nacimiento, es algo que todos los niños tienen por naturaleza.

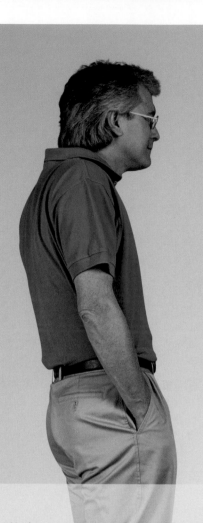

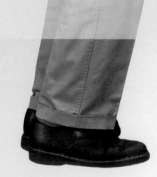

Muchas personas tienen una percepción incorrecta de sí mismas. Este hombre cree que está erguido cuando es evidente que está reclinado hacia atrás a partir de la cintura. Esto provoca una contracción en los músculos de la espalda y es muy probable que sufra dolor en esa zona. Resulta frecuente que no seamos conscientes de que nuestros movimientos no son lo que creemos hasta que nos vemos reflejados en un espejo.

Alexander estaba del todo convencido de que su técnica devolvería el libre albedrío a la vida de las personas, de manera que pudieran comenzar a vivir una vida más natural y armoniosa, libre de las tensiones y preocupaciones tan comunes en la actualidad. En su libro, *Constructive Conscious Control of the Individual (El control consciente y constructivo del individuo)*, afirmaba que la ausencia de felicidad real que manifiesta la mayoría de los adultos se debe al hecho de que experimenta un uso de su «yo psicofísico» en continuo deterioro. Este deterioro está asociado con algunos rasgos del carácter, los defectos, el temperamento y otras características de personas imperfectamente coordinadas que luchan por abrirse paso en una vida plagada de imperfecciones. Lo que hace esta falta de adaptación es provocar situaciones de irritación y tensión durante las horas de sueño y de vigilia. Continuaba afirmando que: «Mientras que las imperfecciones sigan estando presentes, este deterioro aumenta día tras día y semana tras semana, y fomenta el estado psicológico de insatisfacción que denominamos "infelicidad"».

La manera en que nos movemos es un reflejo de nuestro estado emocional; cuando alguien está enamorado, por ejemplo, puede verse de forma clara que comienza a moverse de una manera muy distinta. Al comparar sus movimientos con alguien que va de camino al trabajo, sobre todo si se trata de un trabajo con el que no disfruta, resulta fácil comprobar las diferencias. Pero, por desgracia, la tranquilidad espiritual se está convirtiendo en algo muy escurridizo y está siendo sustituida por la ansiedad, el desasosiego y una falta generalizada de interés por las cosas auténticas de la vida.

En cuanto comenzamos a alejarnos de nuestro estado natural de felicidad, el miedo comienza a abrirse paso – por ejemplo, miedo al fracaso, al ridículo, a que nos roben, al rechazo y a la pobreza. Cuando estos temores comienzan a manifestarse en nuestras vidas, nuestros músculos reaccionan ante ellos. Poseemos unos reflejos muy poderosos que entran en acción en cuanto nos vemos sorprendidos, una respuesta que se conoce como el «reflejo del miedo» (a veces, también denominada reacción de «lucha o huida»): los hombros se encorvan, los músculos del cuello se tensan, el pecho se aplana y las rodillas se flexionan.

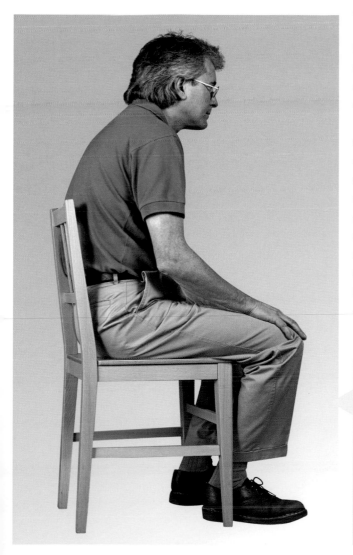

El «reflejo del miedo» (*véase* arriba) provoca una tensión muscular que puede llegar a fijarse en nuestro cuerpo, incluso cuando está en reposo. Cabe destacar cómo esta persona levanta los hombros y retrae el cuello sobre la columna. Con los años, esta forma de sentarse se convertirá en la habitual y contribuirá a desarrollar numerosos problemas, como la artritis, el entumecimiento general en la vejez, una respiración deficiente y dolor de cuello y espalda.

Este reflejo es desencadenado por una emergencia o cuando nos preocupamos, y nos prepara para actuar con rapidez, pero en nuestra vida cotidiana puede entrar en acción cuando llegamos tarde a una cita, bajo el estrés del trabajo, o incluso cuando nos preocupamos por lo que nos depara el futuro. Si estas situaciones ocurren con la suficiente frecuencia, la tensión en el cuello y los hombros puede volverse crónica, hasta que comencemos a albergar el estrés permanente en nuestros cuerpos sin ni siquiera ser conscientes de ello (*véase* página siguiente).

Cuando comencé a asistir a un curso de técnica Alexander, mi profesor me indicó que tenía una gran tensión en el cuello, de la cual yo no fui consciente hasta un día que llegaba tarde a una cita. La ruta me condujo a una carretera comarcal, donde aún me retrasé más debido a un rebaño de vacas que cruzaba el camino. Durante unos cuantos segundos pude sentir cómo mi barbilla se adelantaba mientras los músculos del cuello se contraían y mi reacción de miedo emocional se volvía cada vez más intensa. Comencé a darme cuenta de la enorme tensión muscular que estaba ejerciendo mientras estaba sentado en el vehículo sin realizar ninguna acción. Me hizo ser consciente de que en realidad era mi *mente* la que provocaba una reacción emocional que, a su vez, producía la tensión en el cuerpo.

LA CONSECUCIÓN DE UN FIN

Alexander creía firmemente que la mayoría de nuestros problemas de salud se debía a que, como especie, nos habíamos convertido en personas del todo orientadas a la consecución de un objetivo. Se refirió a los seres humanos como un tipo de «conquistadores de objetivos», ya que en muchas ocasiones queremos conseguir un objetivo sin tener en cuenta los medios con los cuales lo obtendremos. La manera misma en la que intentamos mejorar la calidad de nuestras vidas no solo desgasta nuestros cuerpos a un ritmo acelerado, sino que también podría estar contribuyendo a la destrucción del planeta en el que vivimos. Alexander defendía que, a no ser que nos detuviéramos y pensáramos en las consecuencias de todas nuestras acciones, la humanidad llegaría, en un futuro, a destruirse a sí misma a nivel global del mismo modo en que nos destruimos con la tensión muscular.

La práctica de la técnica Alexander nos enseña a ser conscientes de nuestras acciones, de manera que nuestras

Mientras este niño juega con su juguete, se encuentra totalmente concentrado en su tarea. No está pensando en todas las cosas que le gustaría estar haciendo ni se siente culpable por estar disfrutando del momento. Solo está siendo él mismo, experimentando un estado de satisfacción auténtica, que se manifiesta como un estado de alegría.

Muchas personas utilizan su cuerpo incorrectamente, incluso cuando no están realizando ninguna actividad –están acostumbrados a sentarse en un estado de tensión, aun cuando creen que están relajados. Esta persona necesita el apoyo del respaldo de la silla porque sus propios músculos posturales ya no realizan su función de soporte. Con frecuencia, este hecho se debe a las muchas horas que pasamos encorvados sobre el escritorio en el trabajo o en la escuela: este hecho altera nuestra postura erguida natural y genera malos hábitos que ponen en tensión todo nuestro sistema muscular.

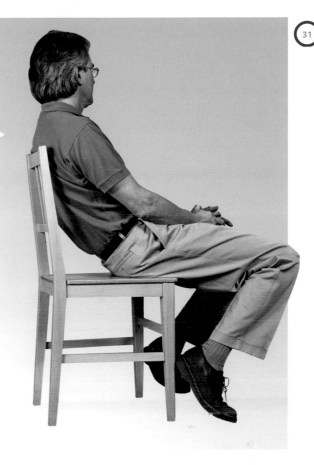

elecciones no vayan en detrimento de nosotros mismos o de nuestro entorno. Considere tan solo algunas de las consecuencias de nuestras actividades como conquistadores de objetivos en todo el planeta. los productos químicos producidos por el ser humano son responsables del daño en la capa de ozono, lo que produce un incremento en los niveles de radiación ultravioleta nociva; el número de vehículos en las carreteras aumenta cada año, y cada uno de ellos emite monóxido de carbono que contribuye a la contaminación del aire; grandes extensiones de bosque tropical se destruyen cada minuto, y a la velocidad actual, estos bosques pueden a llegar a desaparecer en los próximos cien años, junto con todas las especies de plantas y animales para las que constituye su hábitat natural; y se estima que unos diez millones de delfines han muerto en todo el mundo como resultado de la pesca del atún.

Estos son únicamente algunos ejemplos del daño irreversible que infligimos a nuestro planeta, y parece que en la actualidad están ocurriendo muy pocas cosas que cambien nuestra forma de actuar. Estamos esquilmando el planeta para nuestros propios fines inmediatos sin pensar en las generaciones futuras, y esta actitud, con la que luchamos para conseguir nuestros objetivos sin preocuparnos por las consecuencias, se manifiesta en nuestros propios cuerpos. Estamos siempre tensos solo porque somos buenos en alcanzar nuestras metas, sin importarnos lo que nos pueda suceder en el proceso.

Recuerdo haber visto un programa sobre medio ambiente en televisión en la década de 1970, titulado *Debido a la falta*

de interés, el mañana ha sido cancelado. Este documental destacaba los peligros de la contaminación del planeta y exigía acciones inmediatas por parte de los científicos más destacados si queríamos contar con una probabilidad razonable de supervivencia. Y aquí estamos, casi medio siglo más tarde, con unos niveles de contaminación que incluso empeoran cada día, mientras que todos vivimos aparentemente ajenos a las consecuencias que nos pueda deparar.

Hemos recibido una advertencia tras otra: ¿cuántas más necesitaremos antes de que nos decidamos a emprender acciones constructivas que consigan implementar los cambios que precisamos con tanta urgencia? A no ser que nos detengamos y evaluemos con cuidado la manera en la que vivimos nuestras vidas, tanto a nivel individual como de especie, podríamos estar encaminándonos al desastre. El mismo mensaje se ha transmitido de muchas maneras distintas, incluida una reflexión de los nativos americanos.

*Solo cuando el último árbol haya muerto
y el último río haya sido envenenado,
y el último pez haya sido capturado,
nos daremos cuenta de que no podemos
alimentarnos con el dinero.*

[Anónimo]

La técnica Alexander no es solo una manera de mejorar la postura y el movimiento; está dirigida a todos y cada uno de los asuntos a los que un ser humano se enfrenta durante su vida. El razonamiento, el poder de elegir y el sentido común son regalos supremos con los que todos hemos sido bendecidos; por desgracia, muchos de nosotros no empleamos estas cualidades, y en su lugar, nos comportamos como meros seguidores, imitando a otros en vez de pensar por nosotros mismos. Hace poco vi una caricatura interesante y divertida, que mostraba una fila de lemmings esperando para saltar a un precipicio, y la inscripción rezaba: «Dos mil lemmings no pueden estar equivocados». Muchos de nosotros emulamos a otros porque cuando éramos niños teníamos miedo de estar aislados, de quedar en evidencia o de que nuestros compañeros se burlaran de nosotros. Se requiere una enorme valentía para meditar las cosas y defender aquello que se sabe a ciencia cierta que está bien, así como para enfrentarse a diversas presiones externas que nos animan a conformarnos.

Al seguir los principios de la técnica Alexander, podemos adquirir una mayor consciencia sobre la manera en la que dirigimos nuestras vidas. Los principios nos pueden ayudar a detenernos y a *elegir* cómo queremos vivir, lo que beneficia y redunda en todos los aspectos de nuestras vidas, desde los problemas de salud hasta temas más generales y globales, como salvar el planeta, al desarrollar una mayor consciencia de nuestro entorno. Nunca ha existido un momento en el que los beneficios físicos, mentales y emocionales de la técnica Alexander hayan sido más necesarios. Sin embargo, para descubrir dónde comienza el estrés, debemos estudiar el desarrollo típico de un niño «educado».

EL NIÑO EN DESARROLLO

La forma en la que nos tratan cuando somos niños tiene un efecto indiscutible sobre la manera en la que vivimos nuestras vidas, y muchos de los patrones de comportamiento que poseemos en nuestra etapa adulta se forman en la primera infancia, o incluso cuando somos bebés. Los niños aprenden todo lo que saben al emular a quienes les rodean, y en un principio ni siquiera juzgan las acciones que imitan. Los hábitos de los adultos se copian de forma inconsciente, y emergen veinte o treinta años más tarde.

Hace poco escuché un programa educativo en la radio, en el que el director de un colegio comentaba que estaba muy preocupado por los cambios que observaba en los niños durante sus años de escolarización. Veía cómo los niños de cinco o seis años comenzaban la escuela con los ojos brillantes, las caras sonrientes, una postura hermosa y facilidad de movimiento: casi siempre eran muy charlatanes, tenían ganas de agradar y voluntad de aprender; además, se mostraban entusiasmados con la vida. En el momento en que estos niños terminaban el colegio, rara vez miraban a nadie a los ojos, su postura parecía decaída y sus hombros estaban encorvados, con frecuencia eran perezosos y no les importaban las personas que estaban a su alrededor; además, tenían un aspecto, en general, infeliz. Y se preguntaba: «¿Qué estamos haciendo a nuestros niños en nombre de la educación, para hacerles cambiar de forma tan drástica?».

En mi opinión, la respuesta es sencilla: la escuela, por su naturaleza, tiende a eliminar la libertad de elección del niño. Lo hace a nivel físico haciéndoles sentarse durante horas, mentalmente sometiéndoles a tensión en el momento de los exámenes, y en el ámbito emocional haciendo que se sientan fuera de lugar o como tontos cuando no se adaptan al *status quo*.

A la edad de cuatro o cinco años, la mayoría de los niños tiene una postura hermosa; muchos se mueven con gran facilidad y agilidad. Sus movimientos varían muchísimo según su estado de ánimo –en ocasiones, saltando a la pata coja, o con las dos piernas, a veces caminando poco

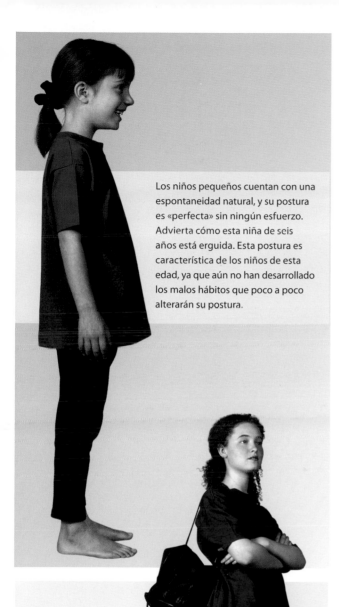

Los niños pequeños cuentan con una espontaneidad natural, y su postura es «perfecta» sin ningún esfuerzo. Advierta cómo esta niña de seis años está erguida. Esta postura es característica de los niños de esta edad, ya que aún no han desarrollado los malos hábitos que poco a poco alterarán su postura.

Resulta fácil ver cómo la postura de un adolescente típico es muy diferente a la de un niño pequeño. Lleva su pesada mochila sobre el hombro derecho, que desvía su cuerpo alterando el equilibrio y le obliga a inclinarse hacia atrás y hacia la derecha, soportando todo su peso sobre la pierna derecha. Esta falta de alineación ejerce una tensión excesiva sobre la columna y la articulación pélvica. Advierta también la falta de interés en su mirada.

a poco y de forma deliberada, para comenzar a correr sin parar un minuto después.

No tienen que estresar su cuerpo para estar en un lugar determinado a una hora específica. Los niños de esta edad se expresan con libertad, y resulta un placer estar junto a ellos; de hecho, en ocasiones se dice de ellos que tienen un espíritu libre.

Por el contrario, el proceso de maduración natural implica la desaparición de la mayor parte de esta espontaneidad, y cuando terminan la escolarización, ya han comenzado a adoptar algunos movimientos estereotipados que reflejan la forma en la que se sienten emocionalmente. Por ejemplo, se puede saber, en general, si un adolescente es tímido o inseguro de sí mismo tan solo por su postura: la falta de confianza tiende a reflejarse en una postura encorvada y cabizbaja para evitar el contacto visual. Estos movimientos quedan arraigados y se convierten en hábitos inconscientes, que con frecuencia imprimen una tensión desproporcionada en algunos músculos, articulaciones y órganos internos, hasta el punto de que sus cuerpos ya no son capaces de trabajar de manera eficiente; como adultos, muchas veces podemos reconocer a nuestros amigos tan solo por su postura o su manera de caminar, y esto se debe a los hábitos particulares que han desarrollado con los años.

Con frecuencia, la gente piensa que es una consecuencia del envejecimiento. Sin embargo, en las sociedades no industrializadas, la postura natural de un adulto y su flexibilidad de movimiento permanecen inalteradas durante la mayor parte de su vida. En India o en África, por ejemplo, un hombre o mujer de sesenta años no tiene problemas para sentarse en cuclillas de forma natural, lo que no ocurre en la mayoría de las personas en las culturas occidentales.

ESTRÉS FÍSICO

A los cinco años, todos los niños deben sentarse en una silla en el colegio. Los niños suelen encontrar las sillas más bien incómodas, ya que no están adaptadas a su postura natural; esto suele deberse a que el asiento, que soporta la mayor parte del peso del cuerpo, con frecuencia está inclinado hacia atrás. Este hecho tiene como resultado que los niños deban

el texto continúa en la página 36

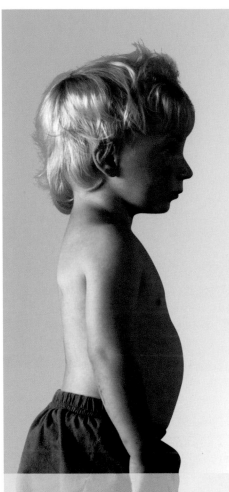

El sistema reflejo automático controla todos los movimientos que realizamos. En cuanto los ojos del niño ven algo a su derecha, su cabeza gira en la misma dirección, y así lo hace el resto del cuerpo una fracción de segundo más tarde.

En todas las actividades, la postura del niño se mantiene recta y la columna cuenta con una rectitud natural que se pierde innecesariamente conforme nos hacemos mayores. Puede apreciarse que, aunque está mirando hacia abajo, su espalda no se halla en absoluto curvada.

Cuando somos niños nuestra postura erguida suele ser recta: advierta cómo la cabeza, la columna, la pelvis y las piernas están bien alineadas. No está «haciendo» nada para conseguirlo, lo logra con su sistema postural natural que alinea el cuerpo sin esfuerzo físico alguno por su parte.

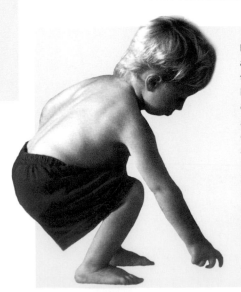

Es motivo de gozo observar a los niños moverse con tanta gracia y aplomo, que lo consiguen porque tienen coordinación y equilibrio. Advierta cómo este niño ha distribuido su peso corporal al agacharse, de manera que la mitad de su peso está delante de los pies y la otra mitad por detrás. Su cabeza, cuello y espalda están en libertad, lo que facilita el libre movimiento de todo su cuerpo.

Incluso en cuclillas, el niño mantiene un equilibrio perfecto sin esfuerzo, y al no existir tensiones sobre el sistema muscular, puede permanecer en esta postura el tiempo necesario. En países menos industrializados, los hombres y las mujeres se sientan en esta posición a lo largo de toda su vida.

Este niño estira completamente su brazo izquierdo. Su cabeza y su brazo derecho se inclinan de manera automática en la dirección opuesta para mantener el equilibrio. Está del todo absorto («presente») en su acción, a diferencia de muchos adultos distraídos.

Al sentarse en una silla, los niños pequeños apenas utilizan el respaldo para apoyarse: sus reflejos posturales les permiten sentarse sin apoyarse y en equilibrio durante largos períodos de tiempo sin cansarse.

Cuando un niño se mueve, la cabeza dirige el movimiento, y el resto del cuerpo la sigue, lo que hace que todo el cuerpo del niño se mueva en una dirección. Suelen hacerlo con frecuencia, con gran entusiasmo y pasión por la vida.

tensar muchos de sus músculos para mantener la postura erguida que es tan natural en ellos cuando son pequeños.

Esta sensación les desagrada de manera instintiva, y al cabo de unos cuantos minutos, a menudo intentarán levantarse o marcharse. Para combatir la sensación de «caer hacia atrás» que provoca la silla, muchos niños se inclinan hacia delante levantando las patas traseras de la silla, lo que produce el efecto de sentarse en una silla inclinada hacia delante. Esta posición les permite mantener el equilibrio sin esfuerzo.

Los niños cuentan con una ingenuidad e inteligencia naturales que constituyen la razón por la que, de un modo instintivo, tratan de mantener su postura natural en la medida de lo posible. En lugar de preguntarse *por qué* un niño inclina la silla hacia delante, generalmente un adulto intentará decirle al niño lo mismo que le enseñaron cuando era pequeño: «No te balancees en la silla; ¡la romperás!». También existe, por supuesto, el peligro de que alguien se tropiece con las patas traseras de la silla, o que el niño la incline en exceso hacia delante, se caiga y se lastime. No obstante, resulta interesante que los adultos mencionen el daño a la silla como justificación. El daño a la postura de los niños ni siquiera se contempla en esta etapa, tan solo porque la mayoría de nosotros no somos conscientes de la razón por la que los niños consideran que gran parte de las sillas no son cómodas.

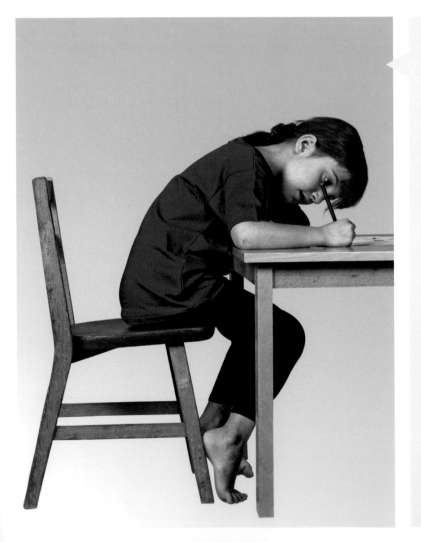

Casi todos los niños pequeños se encorvan sobre sus deberes durante muchas horas cada día a lo largo de sus años de crecimiento y desarrollo. Advierta cómo la silla con la inclinación hacia atrás alienta al niño a curvar su espalda en lugar de inclinarse por la articulación de la cadera.

La postura encorvada se convierte en un hábito, y la niña se sienta con la columna curvada incluso cuando ya no está sentada a su escritorio. Esta postura incorrecta comprime los órganos internos y afecta de un modo negativo a la respiración; la contracción de sus músculos encoge el cuerpo y «fija» la cavidad torácica de manera que hay menos espacio para que sus pulmones se expandan. Las costillas deben estar en constante movimiento.

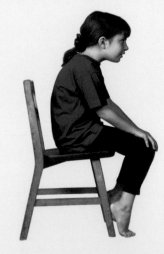

Los niños no se rinden: en su búsqueda por encontrar una postura cómoda, a menudo desarrollan la técnica de flexionar una pierna bajo su cuerpo y sentarse sobre ella. Esto también tiene el efecto de levantar la pelvis, lo que les permite de nuevo mantener su postura erguida. Sin embargo, en la mayoría de los casos, este hecho se evita activamente, ya que puede interferir con la circulación de la sangre de la pierna. Entonces, como los niños deben sentarse en sillas inclinadas hacia atrás durante la totalidad de su vida escolar, tarde o temprano comenzarán a encorvarse en el momento en que los músculos de su espalda se fatiguen cada vez más. Para empeorar la situación, deben inclinarse sobre sus trabajos, y como les resulta difícil utilizar la articulación de la cadera (ya que la pelvis está inclinada hacia atrás debido a la forma del asiento), deben doblar la columna, lo que provoca un desgaste innecesario sobre las vértebras y los discos.

El problema tiene difícil solución. Lo mejor que los padres pueden hacer es ser conscientes del problema y asegurarse de que los hábitos no arraiguen en exceso, aunque los niños suelen ignorar los consejos de sus padres, sobre todo si hacen que parezcan el raro de la clase. Sentarse en casa sobre un cojín con forma de cuña podría resultar útil para el niño (*véase* página 140), porque obliga al cuerpo a encontrar su postura natural durante al menos una parte del día.

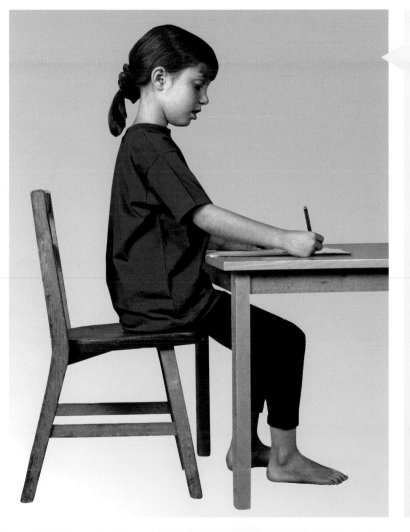

Las clases de Alexander pueden ayudar a un niño a que adquiera consciencia de su postura mientras escribe sentado ante un escritorio, o realizando otras actividades. La espalda está mucho más recta y la cabeza reposa sobre la columna. Así puede respirar más profundamente y mejorar la sensación de alerta. Escribir a mano también puede mejorar la relajación de los dedos; la tensión suele ser responsable de los movimientos erráticos.

Si a un niño se le enseña a mantener una postura equilibrada ante su escritorio, es menos probable que se sienta de manera encorvada más adelante. Ello afectará a su autoestima y sentimiento de bienestar, a la vez que evitará muchos malos hábitos en su vida futura.

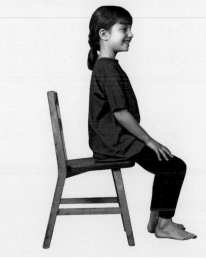

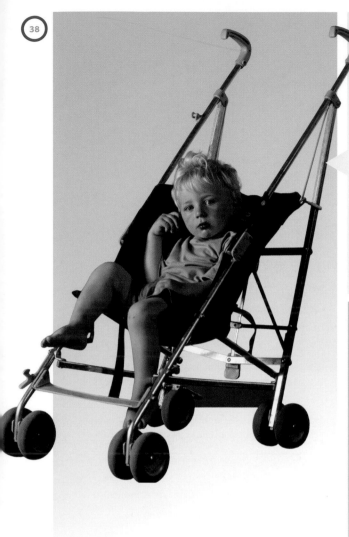

La postura de los niños no solo se ve afectada por estar sentados muchas horas en el colegio. Las sillas de paseo y las de automóvil fomentan la postura encorvada por el hecho de que la silla se inclina hacia atrás, sembrando la semilla de la postura incorrecta más adelante en la vida. Este niño no emplea los músculos posturales porque se sostiene en el respaldo de la silla. La cabeza no se yergue sobre la columna, y esta no está alineada con la pelvis: está totalmente desalineada.

Con frecuencia vemos la lucha de un niño por escapar de la incómoda posición en la que se encuentra en la silla de paseo. Los padres pueden interpretarla como un mal comportamiento, pero lo más habitual es que el niño solo esté intentando recuperar su postura natural.

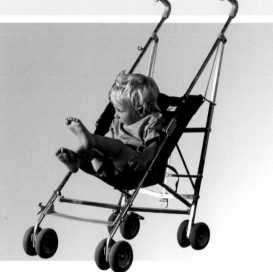

Así pues, la postura de nuestros hijos se deteriora en la escuela, aunque no les debemos culpar a ellos por el hecho de adoptar una postura inadecuada. Se les dice que se sienten rectos y tiren los hombros hacia atrás, y la única manera de hacer esto es arqueando la zona lumbar con más tensión que nunca. Entonces comienzan a pensar que esa es la manera en que deben sentarse. Por desgracia, esta postura se fija en el cuerpo y permanece a lo largo de toda la vida, haciéndose cada vez más dolorosa a medida que transcurre el tiempo. Hoy en día, el problema comienza incluso antes de escolarizar a los niños, ya que la mayoría va en sillitas de paseo o asientos para el automóvil, que emplean antes de cumplir un año de edad,

cuyo asiento también hace pendiente hacia atrás (*véase* arriba). Hay que decir que algunos modelos no lo hacen, por lo que vale la pena buscarlos; como alternativa, los padres podrían adquirir elementos auxiliares para sentarse con el fin de ayudar a su hijo a mantener su postura natural (*véase* capítulo 4 para más información sobre cómo sentarse).

Como la mayoría de nosotros ha pasado por la misma situación, apenas resulta sorprendente que millones de personas sufran dolor lumbar en la actualidad. Estoy convencido de que la postura que se nos dice que adoptemos cuando somos niños y el aumento de dolores de cervicales y de espalda en los últimos años están muy relacionados.

ESTRÉS EMOCIONAL

Gran parte del desarrollo de un niño tiene lugar en un entorno de «debes», «tienes que», «no puedes», «deberías» y «has de», que tienen el efecto perjudicial de hacer que los niños pierdan poco a poco su receptividad. Al enfrentarse a sus primeros días en la escuela, muchos niños gritan, lloran y patalean. Incluso los padres más cariñosos dejan a sus hijos llorando en la puerta del colegio, quizás en contra de sus sentimientos naturales e instintos paternales, porque creen que esta disciplina «es buena para el niño». No deberíamos olvidar que se trata de una etapa muy traumática para el pequeño, ya que podría ser el primer momento importante en el que se sienten abandonados y traicionados por sus padres. Aunque estos últimos pudieran optar por una escolarización privada para el hijo en casa, la mayoría de los niños va al colegio. Esto significa que muchos niños tienen que aprender a enfrentarse al hecho de estar alejados de sus padres en lo que es, en un primer momento, un entorno por completo desconocido.

Es cierto que después de algunas semanas los niños se «acostumbran», pero lo que en realidad sucede es que están aprendiendo a adaptarse a la vida en el colegio. La escuela inevitablemente nos anima a actuar de una manera que encaja con el resto de la sociedad: forma parte del proceso educativo. Sin embargo, no debemos olvidar que, en un principio, los niños pueden tener dificultades para adaptarse a este nuevo entorno, e incluso pueden sentir que les han privado de su libertad.

Cuando mi hija tenía cuatro años y medio, y la llevaba de la mano a su primer día de colegio, me preguntó de repente: «Papá, ¿cuánto tiempo estaré en el colegio?», a lo que yo contesté: «Terminarás esta tarde a las cuatro». Para mi sorpresa, contestó: «No, no. Quiero saber cuántos años tendré que ir al colegio». Fue entonces cuando me di cuenta de que algunos niños ven el colegio como algo que tienen que hacer y que no tiene escapatoria, lo que resulta algo más bien desalentador a esta temprana edad.

Durante gran parte de nuestros primeros años, algunos de nosotros nos sentimos recluidos en un entorno que a menudo resulta confuso, humillante, e incluso, en algunas ocasiones, hostil, sobre todo para un niño de cinco años. Debemos aprender con rapidez a protegernos del castigo de los profesores y del ridículo y el acoso de los demás niños. (Recuerdo, al igual que muchas otras personas que conozco, cómo me sentía ridiculizado al dar una respuesta errónea a una pregunta particular formulada por el profesor, ¡por el hecho de no haber escuchado bien lo que se preguntaba!). Como resultado, muchos niños se vuelven más introvertidos y, con frecuencia, creen que hay algo malo en ellos, lo que puede dar pie a muchos problemas emocionales más adelante.

En la misma línea, Michael Sullivan, director de un colegio británico, escribió un artículo en el *Times Educational Supplement* (18 de octubre de 1985):

> «La confianza en uno mismo se desarrolla mediante la reducción del miedo, el estrés, la incertidumbre, la confusión y el error, las mismas herramientas que muchos de nosotros utilizamos con habilidad para tratar a los niños que están a nuestro cargo. Los pequeños temen los castigos verbales y físicos, así como el sarcasmo. Los niños están estresados por la tortura de exámenes y pruebas, y a menudo se tienen que enfrentar a una humillación personal que resulta inevitable».

Se trata de palabras muy duras para venir de una persona que ha trabajado en la docencia durante muchos años, pero no necesitamos que nos digan lo que ya sabemos. Muchos de nosotros hemos sufrido estos traumas (algunos tal vez recordemos incidentes aislados), pero la mayoría solemos bloquear estos recuerdos porque preferimos no recordarlos; aunque nuestros músculos lo recuerden a un nivel inconsciente. La protección que adquirimos de todos esos años importantísimos para nuestro desarrollo se manifiesta como tensión muscular: nuestros hombros se encorvan o se hunden, nuestra espalda se arquea y nuestra inclinación y curvatura se vuelven cada vez más pronunciadas. Estas tensiones musculares llegarán a influir en la posición del resto del cuerpo, y, con frecuencia,

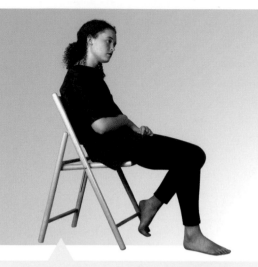

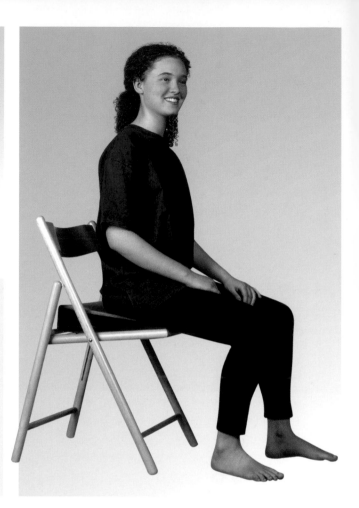

Incluso a la edad de quince años, la postura decaída de una adolescente puede constituir su forma habitual de sentarse. Después de muchas horas frente a un escritorio, los músculos se acortan, lo que distorsiona su postura erguida natural. Si la continúa manteniendo, provocará un desgaste excesivo de todo el cuerpo.

Después de unas cuantas sesiones de Alexander, su postura ha cambiado de forma evidente: su columna es mucho más recta y es capaz de llevar a cabo sus funciones de soporte, y ya no siente la necesidad de utilizar el respaldo de la silla para apoyarse.

pueden convertirse en la semilla de una salud deficiente en el futuro. Afectarán a nuestras vidas en todos los aspectos, excepto que tengamos la voluntad de eliminarlas de nuestro cuerpo. Los psicólogos infantiles pueden saber qué niños están emocionalmente afectados tan solo observando la postura de su cuerpo, que a menudo adopta una actitud protectora.

ESTRÉS MENTAL

El sistema educativo de la mayoría de los países prepara a los niños para una serie de exámenes «orientados a los objetivos». Se les anima a que aprueben exámenes de dificultad creciente para poder ser admitidos en institutos y universidades con el fin de maximizar su potencial natural, e intentar obtener un empleo en el que se puedan sentir realizados y estén bien pagados. El dinero

que ganen les ayudará a tener la libertad de controlar sus propias vidas. El único problema es que muchas personas terminan en trabajos que no les gustan y en los que deben permanecer muchísimas horas, lo que les deja poco tiempo para hacer lo que realmente les gusta. Al sentirse insatisfechos, buscan promocionarse para mejorar su sueldo y poder conseguir sus sueños. Entonces se encuentran atrapados en una rueda de jornadas aún más largas y satisfacción decreciente, ya que continúan buscando mayores logros, la felicidad para el futuro, y no para el momento presente.

Esta presión constante por lograr un desempeño bajo condiciones estresantes, ya sea en el colegio, o más tarde en el trabajo, es una de las causas principales de que empeore la calidad de vida. Las personas a menudo sienten que en sus vidas falta algo, y, sin embargo, como muchos de nosotros nos encontramos en la misma situación, no sabemos hacia dónde dirigirnos para ser más felices. A menudo, acabamos intentándolo con más y más intensidad, que es exactamente lo contrario de lo que deberíamos estar haciendo. Cuando yo estaba en el colegio, casi todos los informes escolares que llevaba a casa decían lo mismo: «Debe esforzarse más» o «Puede trabajar mejor», y esto es lo que mucha gente cree cuando se hace mayor; sin embargo, cuanto más se esfuercen, más se alejarán de la paz y la alegría que buscan. Por último, nuestras mentes se estresan tanto que los pequeños momentos de felicidad que experimentamos se vuelven cada vez menos frecuentes. La vida está llena de potencial; tan solo debemos detenernos el tiempo suficiente para valorar el aquí y el ahora, y no esperar que las cosas mejoren en el futuro.

La confianza en uno mismo, que los niños muy pequeños poseen de forma natural, únicamente puede mantenerse si no existe estrés, confusión e incertidumbre, y lo que es más importante, miedo al fracaso. Por desgracia, estas son las cosas que muchos padres y profesores imponen a los niños para mantenerlos bajo control. No es culpa de nadie: suele ser la única manera que los adultos conocen para tratar con niños, lo que refleja la forma en la que a ellos mismos los trataron cuando eran niños. ¿Con qué frecuencia decimos a nuestros hijos lo maravillosos que son? Es muy triste que estemos demasiado ocupados para darnos cuenta. La mayoría de sus patrones de comportamiento «desobediente» solo constituye un intento desesperado de llamar la atención, ya que incluso la atención de un padre enfadado es preferible a ninguna. Muchos de nosotros en algún momento nos encontraremos con niños que buscan atención y nos daremos cuenta de que, de manera instintiva, intentaremos ignorarlos.

POR QUÉ NECESITAMOS LA TÉCNICA ALEXANDER

Con la práctica de la técnica Alexander no solo nos deshacemos de las tensiones físicas, sino que también nos liberamos de muchas de las cadenas mentales y emocionales que llevamos y que afectan a cualquier decisión y movimiento que realizamos. La técnica nos enseña que todos tenemos la libertad de elegir lo que es mejor para nosotros: no es necesario que reaccionemos de la manera a la que nos hemos acostumbrado. Nos enseña cómo ser más conscientes de nuestras acciones, de modo que podamos reaccionar, tanto física como mentalmente, de una forma más adecuada a la situación. Por el simple hecho de ralentizar y tomarnos un tiempo para pensar sobre nuestras acciones, podemos aprender a usar mejor nuestro cuerpo, y así evitar los numerosos dolores y molestias que suelen relacionarse con el envejecimiento. Si somos capaces de reconocer y liberar la tensión, podremos lograr un estado físico más relajado. Este se reflejará en nuestra actitud mental y debería ayudarnos a tranquilizarnos y ser más felices al realizar nuestras actividades cotidianas. Este libro le mostrará cómo aplicar en su vida los principios de la técnica Alexander y cómo comenzar a recuperar el porte natural y la espontaneidad que tuvo cuando era un niño.

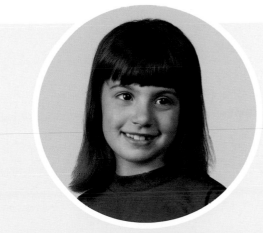

La cara de esta niña refleja su tranquilidad interior: la alegría del momento presente, una cualidad que más tarde se ve erosionada por todas las tensiones y preocupaciones de una vida demasiado acelerada. En los países menos industrializados, donde el ritmo de vida es más pausado, la serenidad del rostro se mantiene durante toda la vida.

PAUSAR ANTES DE LA ACCIÓN

• • • • • • • • • • • • • • • • • •

«En el punto inmóvil del mundo que gira.
Ni carne ni ausencia de carne;
ni desde ni hacia.
En el punto inmóvil, ahí está la danza,
pero sin freno ni movimiento.
Y no lo llames fijeza.
Donde se reúnen el pasado y el futuro.
Ni ida ni vuelta,
ni ascenso ni descenso.
Excepto por el punto, el punto inmóvil,
no habría danza,
y solo existe la danza».

T. S. Eliot

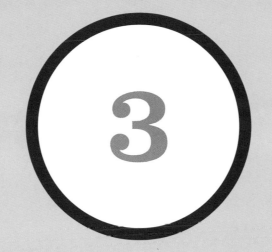

3

La inhibición –la pausa antes de entrar en acción– es uno de los principios fundamentales de la técnica Alexander. Antes de que podamos cambiar cualquiera de nuestras formas habituales de movimiento, en primer lugar, debemos hacer una pausa y elegir conscientemente una manera diferente de movernos. Alexander observó que en los niños, como en los animales, este proceso de inhibición resulta instintivo. Un niño se pone en cuclillas de manera automática para recoger algo y no se inclina por la cintura. Sin embargo, conforme envejecemos, parece que perdemos esta habilidad y nos movemos de maneras menos saludables y condicionadas. Aprender a inhibirnos es un aspecto vital de la técnica Alexander. Sin la inhibición, nos resulta imposible cambiar cualquiera de nuestros hábitos, incluso una vez que los hayamos reconocido.

el principio de la
«INHIBICIÓN»

La inhibición, un componente esencial de la técnica, consiste en detenernos primeramente antes de reaccionar de un modo instintivo en cualquier situación determinada. Muchas personas asocian la inhibición con la supresión de los sentimientos o la incapacidad de ser espontáneo, pero esto se debe sobre todo a que el famoso psicólogo Sigmund Freud utilizó el término en su contexto negativo. La definición actual de inhibición, según el diccionario es: *la limitación de la expresión directa de un instinto.*

Si la limitación se realiza de manera inconsciente como respuesta al miedo causado por experiencias anteriores, podría considerarse que tiene connotaciones negativas. Sin embargo, si el acto mental de inhibición se realiza de manera consciente y por una razón en particular, el resultado puede tener grandes ventajas para nuestra manera de comportarnos, y podemos ejercer un mayor control al elegir activamente lo que queremos o no queremos hacer en nuestra vida. Para las personas que practican la técnica Alexander, la inhibición tiene un propósito muy definido: nos ayuda a dejar de reaccionar de una manera estereotipada para que pueda surgir nuestra espontaneidad auténtica, y la forma de conseguirlo es retrasando las respuestas instantáneas y condicionadas que hemos aprendido a lo largo de nuestras vidas.

Hace doscientos años, la vida era mucho más sencilla, pero hoy en día existen numerosos estímulos que bombardean nuestros sentidos cada día. Basta con pasear por una calle transitada de cualquier pueblo o ciudad y observar cuánto ruido y movimiento visual hemos de soportar en un momento dado. Por lo general, lo hacemos sin pensarlo dos veces, pero con frecuencia después nos sentimos cansados porque nuestro sistema nervioso ha estado sometido a una tensión excesiva. Una pausa nos puede dar la oportunidad de actuar con mayor consciencia y, con mucha probabilidad, de una manera mucho más adecuada para la situación, en lugar de reaccionar inconscientemente con una tensión muscular innecesaria.

¿POR QUÉ ES NECESARIA LA INHIBICIÓN?

La inhibición ayuda a evitar cualquier interferencia con el control primario (la relación entre la cabeza, el cuello y la espalda). Si nuestro cuerpo debe permanecer en un estado de libertad y nuestra postura debe estar en equilibrio, resulta esencial que la cabeza permanezca en una buena postura en el extremo superior de la columna vertebral. En situaciones de estrés, se desencadena nuestro «reflejo del miedo», lo que provoca que encorvemos los hombros, bajemos nuestra cabeza y la movamos hacia atrás en relación con la columna. Si estamos bajo estrés constante en el trabajo, en el colegio o en casa, el control primario sufre una interferencia constante y llega un punto en el que esta tensión sobre los músculos del cuello se convierte en un hábito que ocurre incluso cuando ya no estamos bajo presión. Esta interferencia se transmite a otros músculos del cuerpo y produce una falta de equilibrio y coordinación que, con frecuencia, genera una tensión muscular excesiva que conduce al cuerpo a un desgaste prematuro.

La inhibición no solo resulta útil al realizar acciones como caminar o agacharse, sino que también es de utilidad al reaccionar de manera emocional, por ejemplo, durante una argumentación. Si somos capaces de hacer una pausa y exponer nuestro punto de vista de una forma tranquila, es mucho más probable que consigamos el resultado deseado. Realizar una pausa de esta manera puede ser

[…] si el acto mental de inhibición se realiza de manera consciente y por una razón en particular, el resultado puede tener grandes ventajas para nuestra manera de comportarnos, y podemos ejercer un mayor control al elegir activamente lo que queremos o no queremos hacer en nuestra vida.

fundamental para cambiar nuestra forma de vida, tanto en el ámbito individual como global.

INHIBICIÓN NATURAL

En los animales la inhibición es instintiva; simplemente observe a un gato doméstico durante unos cuantos minutos y verá cómo hace una pausa justo antes de realizar muchos de sus movimientos. Cuanto más importante sea la actividad para el gato, mayor será el tiempo que esperará para que pueda encontrar el momento perfecto, y al hacerlo, puede evaluar la longitud de un salto con una extraordinaria exactitud (*véase* página siguiente).

Al observar el comportamiento de los animales en su hábitat natural, Alexander escribió: «El gato salvaje acechando a su presa inhibe el deseo de saltar antes de tiempo, y controla de manera deliberada, hasta cierto punto, su ímpetu por la gratificación instantánea de su apetito

natural». La inhibición en algunas ocasiones se interpreta de forma errónea como la realización lenta de una acción, pero si volvemos a observar a los felinos, advertimos que, aunque prevalece la inhibición natural, se encuentran entre las criaturas más rápidas de la Tierra.

Los niños pequeños también inhiben muchos de sus movimientos, y en realidad no tienen miedo a decir «no» a muchos de los requerimientos que se les hacen: de hecho, a menudo es su palabra favorita. Con frecuencia se les puede ver haciendo una pausa de manera deliberada antes de contestar a las preguntas o realizar una acción. Esta inhibición natural suele desaparecer cuando nos hacemos mayores.

Lo mismo ocurre con los adultos en las sociedades no industrializadas: a menudo, consideramos que las mujeres africanas que llevan recipientes con agua sobre sus cabezas tienen una buena postura, ya que caminan con gracia y elegancia, pero si se observa con detenimiento su manera

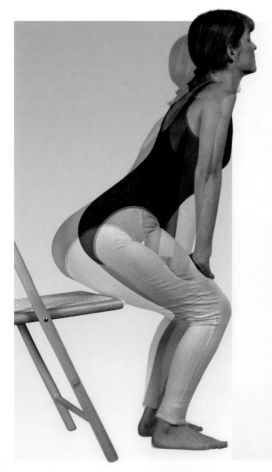

El hecho de levantarse de una silla de esta manera requiere mucho más esfuerzo del que es realmente necesario. Incluso antes de abandonar la silla, la cabeza se inclina hacia atrás, lo que provoca un acortamiento de la columna vertebral; como resultado, los discos intervertebrales se comprimen, hecho que podría contribuir a provocar hernias discales a largo plazo. Esta persona también se prepara para levantarse apoyándose sobre los muslos, lo que implica un esfuerzo mucho mayor del necesario sobre los músculos de las piernas.

Durante el movimiento, la espalda se arquea provocado por unos músculos de la espalda muy tirantes. Si estos músculos se someten a un esfuerzo excesivo constante, como suele ocurrir, el resultado puede ser una lesión en los discos intervertebrales. También puede sufrir dolor de cuello como resultado del desgaste crónico debido a la compresión frecuente de las vértebras del cuello.

Los hombros se encorvan y los músculos del cuello se tensan cuando la cabeza se inclina hacia atrás. Se trata de la misma reacción que tenemos cuando nos asustamos, lo que significa que se trata de un hábito de movimiento adquirido con el «reflejo del miedo».

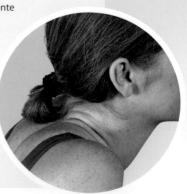

Cuando un gato acecha a su presa, siempre pausa (se inhibe) antes de moverse, esperando el momento perfecto antes de atacar. Este acto de inhibición proporciona al gato una probabilidad máxima de éxito. La inhibición no consiste en realizar las acciones poco a poco, después de todo, los gatos se encuentran entre los animales más rápidos de la Tierra.

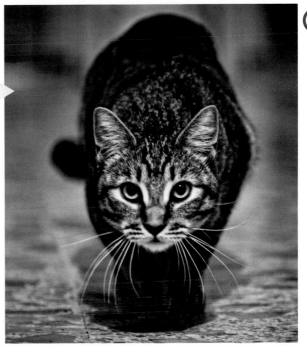

de moverse, advertirá que nunca tienen prisa y que no tienen el mismo concepto de tiempo que muchas personas en la sociedad occidental. De hecho, pocas tienen un reloj. En las sociedades industrializadas resulta frecuente que las personas se vean envueltas en situaciones para las que no han valorado las consecuencias, lo que conlleva que se cometan errores que podrían haberse evitado.

Incluso nos enojamos cuando se toman su tiempo las personas que están en una cola delante nuestro o que se encuentran en la carretera. A menudo, estamos tan orientados a la consecución de un objetivo que rara vez recapacitamos con respecto a cómo realizamos las actividades, ni siquiera vemos por qué es importante pensar nuestras acciones, siempre y cuando terminemos el trabajo propuesto.

INHIBICIÓN CONSCIENTE

A menos que podamos aprender a pausar antes de actuar, y a alejar nuestros pensamientos de los asuntos pasados y futuros para poder centrarnos en la manera en que vivimos nuestras vidas, no seremos capaces de evitar muchos de los problemas de salud que nos acosan en la vida adulta. En muchos casos, hasta que la gente no experimenta un dolor extremo, no dedica ni un minuto al día a pensar cómo se mueve. Nuestro cuerpo es nuestra posesión más preciada, y la mayoría de nosotros cuidamos más nuestros vehículos que a nuestro cuerpo. Es vital que aprendamos a cuidarlo si queremos que funcione bien y sin dolor.

En su libro de gran éxito, *El ascenso del hombre*, el doctor Jacob Bronowski escribió: «Somos un experimento único de la naturaleza para demostrar que la inteligencia racional es más sólida que el reflejo». A continuación, afirmó que el éxito o el fracaso de este experimento depende de nuestra capacidad de introducir una demora entre el estímulo y

nuestra respuesta. En otras palabras, a menos que seamos capaces de aprender conscientemente a inhibir antes de actuar, tal vez nos estemos encaminando a la extinción de nuestra propia especie. Somos criaturas que hemos evolucionado a partir de nuestros instintos primitivos y aún no contamos con las herramientas necesarias para sustituirlos. La inhibición consciente es una de estas herramientas.

En mi opinión, el aspecto más difícil de la técnica Alexander, y que a muchas personas les cuesta poner en práctica, es la capacidad de pausar antes de actuar. Tienen la sensación de que no disponen de tiempo suficiente para pensar, y a menudo se sienten presionados para realizar cierto número de actividades en un intervalo de tiempo limitado. La idea de detenerse durante un segundo o dos antes de moverse les parece una complacencia extrema.

A medida que se incrementa el ritmo de vida, cada vez es más importante ralentizar e invertir el tiempo necesario antes de tomar una decisión. ¿No resulta extraño que apenas haya tiempo suficiente para realizar primero un trabajo correctamente, pero que después *siempre* haya tiempo para volver atrás y corregir los errores? El hecho es que tenemos todo el tiempo que nos permitamos. El reloj es una herramienta que utilizamos según nuestra conveniencia,

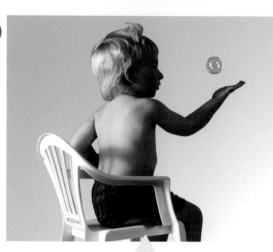

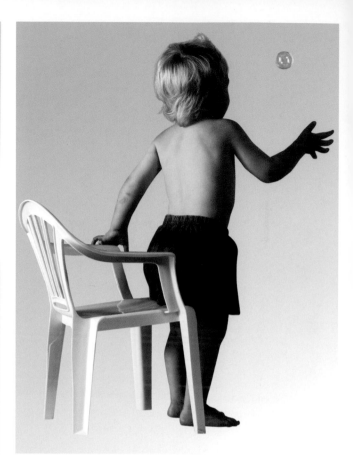

La inhibición natural del niño puede apreciarse cuando pausa y espera que la burbuja caiga en su mano. Se encuentra inmóvil y solo está pendiente de lo que ocurre en ese momento.

Cuando la burbuja se aleja de su mano, el niño la sigue con los ojos y su cabeza se mueve de manera natural hacia el objeto de interés. Cuando su cabeza dirige los movimientos, el resto de su cuerpo la sigue de manera espontánea, con gracia y facilidad.

aunque de alguna manera acabamos siendo esclavos del tiempo. Según mi propia experiencia, la sensación de que no hay suficientes horas al día tal vez cause mayor tensión muscular en la sociedad moderna que cualquier otra cosa.

El acto de inhibirse tiene un efecto tranquilizador inmediato sobre la totalidad de los sistemas esquelético, respiratorio, nervioso y muscular: la respiración se vuelve más lenta y profunda; los músculos se relajan; el sistema nervioso no tiene que lidiar con la sobreestimulación, y el sistema esquelético está sometido a menos tensiones. Esto nos proporciona suficiente tiempo para actuar con tranquilidad y libertad de elección. La inhibición no es un proceso estático o pasivo, sino un acto en sí mismo, que involucra a la totalidad del sistema nervioso. La próxima vez que vea a un gato pausando antes de perseguir a un pájaro, un ratón o incluso un trozo de cuerda, observe que aunque su cabeza esté inmóvil, sus patas traseras se están preparando para el movimiento. Alexander consideraba la inhibición no como

una supresión, sino como un acto de voluntad. Nos permite hacer lo que hemos decidido que queríamos hacer.

La inhibición también puede ser muy importante en lo concerniente a la respiración. Si reaccionamos con rapidez, es probable que interfiramos en nuestro patrón de respiración, inspirando de manera corta y superficial, e incluso, en ocasiones, conteniendo la respiración. Cuando pausamos antes de actuar, tenemos la sensación de que disponemos de más tiempo, y nuestra respiración suele ser más profunda y menos precipitada, permitiendo que siga su ciclo natural. La respiración natural resulta esencial para el bienestar físico, emocional y mental.

La libertad de elección (libre albedrío) es la característica principal que nos hace distintos del resto del reino animal y supuestamente nos sitúa en la «cima de la creación». Los animales siguen sus instintos, pero nosotros tenemos la capacidad de pensar, razonar y, si es necesario, anular estos instintos si consideramos que es más conveniente hacerlo.

LOS BENEFICIOS DE LA INHIBICIÓN

Los beneficios de aplicar la inhibición antes de actuar son enormes; pueden transformar su modo de vivir. Como resultado, sentirá que controla su vida, y este hecho le conducirá de manera automática a una existencia más feliz y gratificante. La inhibición le beneficia de las siguientes formas:

- Le proporciona más tiempo para pensar en el modo más apropiado de realizar las acciones.
- Le ayuda a evitar el exceso de tensión en los músculos, permitiendo que sus reflejos naturales coordinen y equilibren su cuerpo con facilidad.
- Le proporciona tiempo para que sea consciente de las tensiones a las que somete cualquier parte de su cuerpo.
- Le ayuda a ser más consciente de sus hábitos y le permite cambiarlos si lo desea.
- Le proporciona la oportunidad de decir «no» a los proyectos que le someterán a estrés.
- Le permite aplicar sus indicaciones antes de actuar (*véase* capítulo 4).
- Le ahorrará tiempo, porque es menos probable que cometa errores que requerirían tiempo para su corrección.
- Favorece patrones de respiración más profundos y tranquilos.

En otras palabras, si un gato fuese perseguido por un perro, podría cruzar una carretera y ser atropellado en su empeño por escapar de su depredador; sigue su instinto de huir de un peligro inmediato. Los humanos, por otra parte, pueden detenerse y elegir la mejor alternativa, incluso si supone ir en contra de sus instintos básicos.

Si nuestra libertad de elección se viese amenazada por otra nación, arriesgaríamos la vida y nos jugaríamos el pellejo por conservar el privilegio del libre albedrío, ya que para nosotros es muy importante. Sin embargo, muchos de nosotros actuamos por puro hábito, sin recapacitar en absoluto en cómo nos movemos o cómo pensamos, y rara vez ejerciendo nuestra libertad de decisión. Muchas personas creen que la técnica Alexander consiste en realizar algunas acciones de una manera en particular: que hay formas correctas e incorrectas de hacer las cosas. Pero no es el caso, ya que va mucho más allá: se adentra en el núcleo mismo de la existencia y la evolución humana y la cuestión del futuro de nuestra especie. La técnica Alexander le proporciona una elección sobre la manera de tratarse a sí mismo y al medio que lo rodea. El mismo Alexander dejó clara su técnica con las siguientes palabras:

«En resumen, se trata de inhibir una reacción en particular a un estímulo dado. Pero nadie lo considerará de esta manera. Lo verán como levantarse de una silla y volverse a sentar de la manera correcta. No tiene que ver con eso. Se trata de que un alumno decida lo que hará o dejará de hacer con su propio consentimiento».

Sin inhibición no puede haber cambio; nuestros hábitos siempre prevalecerán, y si hacemos lo mismo que hemos hecho siempre, resulta obvio que siempre obtendremos los mismos resultados. En general, la gente suele tener miedo a lo desconocido y se resiste a cualquier cambio en su vida: suelo encontrarme estas situaciones, aunque las personas que vienen a verme buscan un cambio porque sienten algún tipo de dolor físico o emocional, pero a la vez quieren que sus vidas permanezcan inalteradas. Necesitamos superar este miedo si queremos ayudarnos a largo plazo.

Resulta interesante pensar que poseemos automóviles que pueden acelerar de 0 a 100 km/h en cuestión de segundos y alcanzar velocidades que superan los 160 km/h, pero que nunca nos preguntemos: «¿Adónde voy, y por qué debo llegar tan deprisa?». Es importante pausar con frecuencia y preguntarnos: «¿Qué es lo que realmente quiero conseguir en mi vida, y voy en la dirección correcta para alcanzar esas metas?». Es el momento de pensar en nuestras *acciones* en lugar de las acciones que podemos conseguir.

A medida que el ritmo de vida se vuelve más frenético, la capacidad de pausar y elegir es más esencial si queremos sobrevivir a la presión creciente, y que en su mayor parte nos imponemos nosotros mismos. Cuando la velocidad, la competitividad y los objetivos se eliminan, es posible encontrar un gran placer incluso en la tarea más simple. Cualquiera puede inhibir conscientemente antes de actuar, todo lo que se necesita es determinación y darse cuenta de lo importante que resulta para nuestro bienestar.

PENSAR DURANTE LA ACTIVIDAD

• • • • • • • • • • • • • • • • •

«La gente viaja para maravillarse de la altura de las montañas, de las enormes olas del mar, de los largos cursos de los ríos, de los vastos confines del océano, del movimiento circular de las estrellas… y pasa ante sí misma sin maravillarse».

San Agustín de Hipona

4

La mente es una herramienta muy poderosa que puede ejercer un enorme efecto sobre nuestro cuerpo, para bien o para mal, dependiendo de cómo se utilice. Como Alexander descubrió, el hecho de pensar en algo, e intentarlo con gran intensidad, puede generar una tensión indeseada en nuestro cuerpo, pero si aprendemos a controlar nuestros pensamientos, puede liberarse esa tensión debilitante. Si es consciente de la tensión y la libera, será capaz de utilizar su cuerpo con una eficiencia mucho mayor. Alexander desarrolló un sistema único de «direcciones», que implica emplear el poder de la mente para liberar la tensión física. Cuando esas «direcciones» se aplican a la realización de acciones como correr, el cuerpo está alineado y se mueve con libertad y facilidad.

dirigir sus
PENSAMIENTOS

Los pensamientos son poderosos. La forma en la que pensamos determina en gran medida el curso de nuestras vidas. En Taunton (Inglaterra), en 1974, hubo el caso de una mujer que demandó al National Health Service por proporcionarle una información médica incorrecta. Se le diagnosticó por error una forma incurable de cáncer; de hecho, perdió 38 kg y su cuerpo presentó todos los síntomas relevantes de la enfermedad. Finalmente, fue ingresada en un hospital de cuidados paliativos y todos, incluida ella misma, creyeron que era una enferma terminal. Entonces le informaron de que, debido a una confusión, se habían traspapelado algunas radiografías, y que, de hecho, no estaba enferma. Como resultado, su salud comenzó a mejorar de inmediato. Esta es una clara demostración de la relación de nuestra mente con el cuerpo y con las emociones.

Si a un niño se le hace creer que la vida es difícil y que será una lucha continua, es probable que acabe siéndolo. De manera similar, si a un niño se le enseña que la vida es un placer, es muy probable que su vida sea divertida y optimista. Existe un antiguo dicho que afirma que si llevas medio vaso de agua a un optimista y a un pesimista, cada uno tendrá una reacción diferente: el optimista estará agradecido y aplacará su sed con entusiasmo, mientras que el pesimista comenzará a quejarse porque el vaso solo está medio lleno.

Alexander descubrió que su mente tenía un efecto poderoso sobre su cuerpo, y mientras intentaba recitar con más y más fuerza, generaba una acumulación de tensión en los músculos de su cuello que afectaba a todo el cuerpo.

También advirtió que podía ordenar a su cuerpo que liberara la tensión, y se refirió a este procedimiento como «dirigir» el cuerpo. Las direcciones son órdenes mentales que puede darse uno mismo para evitar tensiones musculares innecesarias que se presentan durante cualquier actividad que se desarrolla en el transcurso del día. A muchas personas les puede parecer una manera extraña de utilizar la palabra, pero en el mundo del espectáculo y la actuación no resulta raro ser consciente de la manera en la que uno mismo se dirige.

DAR DIRECCIONES

En términos de Alexander, dar una dirección es: *un proceso que implica la proyección de mensajes desde el cerebro hacia los mecanismos del cuerpo, y conducir la energía necesaria para el empleo de estos mecanismos.*

La tensión invariablemente provoca que los músculos se contraigan; por el contrario, las direcciones implican pensar en diferentes partes del cuerpo que se estiran o se apartan una de la otra, lo que produce alivio ante cualquier tensión innecesaria. Con las direcciones, puede liberar cualquier parte del cuerpo del resto; ambas áreas no necesariamente deben estar directamente relacionadas. La gente piensa con frecuencia que la técnica Alexander es un tipo de relajación, pero aunque su cuerpo se vuelve menos tenso o rígido, esto no significa que sus extremidades se vuelvan flácidas o flojas.

Al incrementar la consciencia sobre la tensión en el cuerpo durante todas nuestras actividades, y empleando las herramientas de la inhibición y la dirección, podemos devolver a nuestros cuerpos su estado natural de equilibrio. Esto permitirá que todo el sistema muscular trabaje en armonía, en lugar de forzar a los músculos a trabajar enfrentados entre sí, como suele ocurrir con frecuencia. Resulta obvio que necesitamos cierto tono muscular para poder realizar cualquier acción. Lo que hace la técnica Alexander es ayudarnos a adquirir el tono muscular adaptado a la actividad que estemos realizando.

Todos los mecanismos y reflejos están diseñados para permitir que el cuerpo se estire, y aplicando las direcciones, puede llegar a conocer nuevos hábitos que evitan que esto suceda: al liberar la tensión, su cuerpo automáticamente se alargará y se ensanchará. Algunas personas tienden a concentrarse de una manera muy decidida y seria cuando se dan direcciones a sí mismas, pero es más probable que al hacerlo así, el resultado sea un incremento de la tensión, con lo que se consigue el efecto contrario al esperado.

En mi opinión, las direcciones son pensamientos sutiles, más parecidos a deseos que a pensamientos determinados u orientados a un objetivo. Al referirse a la postura,

Alexander afirmó en una ocasión que no existía una postura correcta, pero sí una dirección correcta.

Las direcciones se dividen en dos categorías: *primaria* y *secundaria*. Cada una de ellas tiene una función diferente, dependiendo exactamente del punto del cuerpo en el que desee liberar la tensión.

DIRECCIONES PRIMARIAS

La mayoría de los problemas que derivan de una mala postura tienen su origen en la sobretensión de los músculos del cuello, los cuales interfieren con la libertad de la cabeza en relación con la columna vertebral. Si esta facultad no está presente, resulta imposible obtener una libertad perdurable en cualquier otra parte del cuerpo. Alexander se refería a la relación entre la cabeza, el cuello y la espalda como el «control primario», y descubrió que regía el funcionamiento de todos los mecanismos corporales, lo que facilitaba de una manera relativamente simple el control de un ser humano complejo.

La libertad de movimiento requiere que el control primario pueda trabajar sin restricciones (es posible que Alexander realizara este descubrimiento porque su problema con la voz fue provocado por la tensión en los músculos del cuello). Las direcciones principales permiten que el control primario vuelva a su estado natural de libertad, y, en consecuencia, afecte a los reflejos y la tensión muscular de todo el cuerpo.

Resulta fundamental que las direcciones se den en esta secuencia, ya que no pueden obtenerse resultados satisfactorios si la dirección precedente no se ha llevado a cabo. En otras palabras, resulta imposible permitir que la cabeza se eleve y se adelante si no se ha liberado la tensión del cuello, y de la misma manera, es imposible permitir una elongación de la columna si la cabeza no se adelanta y se eleva.

Pensar en dejar que el cuello se libere

El objetivo de esta instrucción es liberar cualquier exceso de tensión que pueda encontrarse en el área del cuello, provocando que la cabeza se dirija hacia atrás. Nuestra

LAS DIRECCIONES PRIMARIAS

1 Piense en dejar que su cuello se libere.

2 Deje que la cabeza se adelante y se eleve.

3 Permita que su espalda se alargue y se ensanche.

consciencia debe dirigirse hacia la parte superior de la columna y la base del cráneo, que es mucho más alta en la parte trasera que en la frontal. Resulta importante darse cuenta de que la tensión en el cuello a menudo es difícil de percibir, porque hay menos receptores detectores de tensión en los músculos del cuello que en otras partes del cuerpo. También resulta que incluso cuando se ha aplicado esta dirección, es posible que no sea consciente de la tensión que se ha liberado. Es vital que tan solo utilice sus pensamientos al aplicar esta dirección en lugar de mover su cabeza físicamente, ya que al hacerlo, lo único que logrará será incrementar su tensión muscular.

Permitir que la cabeza se adelante y se eleve

La cabeza se adelanta y se eleva en relación a la columna y no al medio que le rodea. La mayoría de sus sentidos están en la cabeza, y, por ello, el cuerpo está organizado de tal manera que la cabeza guía y dirige, mientras que el cuerpo la sigue. Al permitir que la cabeza se adelante, la organización natural tiene lugar con más facilidad, permitiendo que cualquier movimiento se lleve a cabo con la máxima eficiencia. Si tan solo permitimos que se adelante la cabeza, existe el peligro de que se incline hacia abajo, y para contrarrestar este hecho, resulta importante pensar también en levantar la cabeza.

Permitir que la espalda se alargue y ensanche

Esta dirección le permitirá liberar la tensión de la parte superior de su cuerpo. Al expandir esta zona, mejorará la respiración y proporcionará más espacio a sus órganos internos, hecho que mejorará la eficiencia en su funcionamiento. También evitará que la columna se contraiga, lo que puede provocar o agravar los dolores de

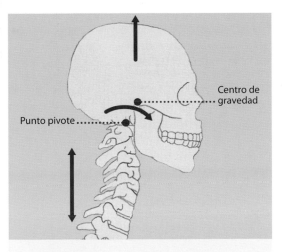

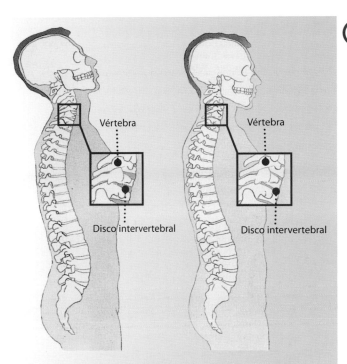

Las flechas ilustran las direcciones primarias: las direcciones mentales que debe darse antes de poder liberar tensión en cualquier otra zona de su cuerpo.

- **Deje que su cuello se libere**. Necesita dirigir sus pensamientos al punto pivote situado en la parte superior de la columna para poder liberar la tensión del cuello.
- **Deje que su cabeza se adelante y se eleve**. De esta manera, estimulará al cuerpo a trabajar como la naturaleza lo había previsto. Es importante que su profesor de Alexander le enseñe cómo aplicar estas direcciones.
- **Deje que su espalda se alargue y se ensanche**. De esta manera se fomenta que la espalda se estire en lugar de encogerse, y permite el movimiento sin un esfuerzo muscular excesivo.

Cuando la cabeza se retrae, las vértebras del cuello ejercen presión entre sí y toda la columna se contrae. De esta manera, se comprimen los discos intervertebrales, y si esto ocurre habitualmente, puede provocar problemas de cuello o columna.

Cuando la cabeza se sitúa en la parte superior de la columna, permite que esta se alargue; las vértebras se mantienen equidistantes debido a que la tensión muscular es mínima. Esto significa que es muy probable que se eviten los problemas de cuello y espalda.

espalda o cuello. Liberar la tensión de la parte superior de su cuerpo también aliviará la presión descendente que puede causar una restricción innecesaria al movimiento de las caderas, las piernas y los pies, lo que dificulta estar de pie o caminar.

DIRECCIONES SECUNDARIAS

Se trata de un complemento a las direcciones principales, y pueden utilizarse para liberar tensión en zonas localizadas del cuerpo, pero no afectan al funcionamiento del control primario tanto como las direcciones primarias. Recuerde que siempre debe aplicar las direcciones primarias antes que cualquiera de las secundarias. Las siguientes direcciones son algunas de las que le resultarán más útiles:

- Permita que sus hombros se liberen el uno del otro. Esto le ayudará a liberar la parte superior del tórax, y resulta muy beneficioso para quienes tengan los hombros encorvados.
- Permita que su hombro izquierdo se libere de su cadera derecha, y que su hombro derecho se libere, a su vez, de su cadera izquierda. Resulta muy habitual que las personas se encojan con sus músculos frontales; la causa más frecuente suele ser inclinarse durante muchos años hacia delante sobre la mesa del colegio o la oficina.
- Deje que sus manos se separen de sus hombros. Esto le ayudará a liberar cualquier tensión en los brazos y resultará bastante útil para aquellos que tienen el hábito de encorvar los hombros.

● Piense en dejar que sus manos se ensanchen mientras sus dedos se alargan. Esto puede ayudar a aquellos que cierran los puños de un modo inconsciente cuando se ven sometidos a presión.

● Piense en no adelantar la pelvis. Esto puede evitar un arqueamiento excesivo de la espalda y el hábito extendido de apoyarse hacia atrás al estar de pie.

● Piense en no tensar las rodillas hacia atrás. Puede ser eficaz para liberar la tensión en las piernas. Tenga cuidado de no comenzar a sobrecompensarla manteniéndose en pie con las rodillas dobladas.

● Piense en dejar que sus pies se extiendan sobre el suelo mientras sus dedos se alargan. De esta manera puede liberar tensión en los pies, que suele ser la causa de los problemas más habituales en los pies. También le ayudará a sentirse más equilibrado.

● Piense en su mandíbula inferior soltándose de sus oídos. Esto le permitirá eliminar la tensión excesiva en los músculos faciales, que suele ser muy frecuente.

Estas son solo unas cuantas de las numerosas direcciones secundarias, pero todas ellas permiten que una parte del cuerpo se suelte de otra. Además, también puede dirigir todo su cuerpo en una determinada dirección; cuando la cabeza dirige un movimiento, el resto del cuerpo la sigue en la misma dirección como resultado de los reflejos naturales del cuerpo.

LA RESPIRACIÓN

La respiración es la esencia de la vida; lo primero que hacemos al entrar en este mundo es respirar, y es lo último que hacemos al abandonarlo. Todos sabemos que la respiración es la necesidad más fundamental del cuerpo humano y que sin ella no podemos sobrevivir más de unos cuantos minutos, aunque la mayoría de nosotros le dedicamos muy poca atención. De hecho, no solo respiramos para sobrevivir, sino que también nuestra salud y bienestar general dependen de la manera en que respiramos, por lo que resulta vital reaprender cómo respirar de manera natural.

Si observa a un bebé o a un niño pequeño, verá que el abdomen se mueve rítmicamente hacia dentro y hacia

DIFICULTADES COMUNES

Existe una serie de cosas que la gente suele hacer mal cuando comienza a darse direcciones. Estas son algunas de las que debe vigilar:

● La gente tiende a «realizar» activamente las direcciones en lugar de limitarse a pensar en ellas. Esto suele redundar en un incremento de la tensión muscular en lugar de reducirla.

● La gente suele impacientarse cuando no «siente» que algo pasa, y puede desistir. No se da cuenta de que sus músculos se están liberando sin su conocimiento consciente.

● Las direcciones deben practicarse una y otra vez, hasta que el alumno esté del todo familiarizado con ellas. Solo entonces serán más fuertes que los antiguos hábitos. Ocurre lo mismo que cuando se aprende, por ejemplo, a tocar un instrumento musical o a conducir: es necesario practicar durante horas y horas.

fuera con la respiración, mientras que la parte superior del pecho y los hombros permanecen relajados y más o menos estáticos. Pero en muchos adultos ocurre justo lo contrario: el abdomen está rígido, lo que fuerza a la cavidad torácica a desplazarse hacia arriba con la inspiración y a derrumbarse con la espiración. Cuando las personas asisten a una sesión de técnica Alexander por primera vez, su respiración suele ser muy errática o demasiado rápida; no han acabado de espirar cuando ya están inspirando otra vez. Se trata de un reflejo directo de la manera en la que están viviendo sus vidas, a un ritmo rápido, sin tiempo suficiente para terminar las cosas. El estrés que sufren muchas personas causa una tensión muscular excesiva, reduce su respiración y provoca hábitos como la respiración superficial, rápida y el escaso movimiento del diafragma y las costillas, lo que va en detrimento no solo de las funciones corporales, sino también de su estado de ánimo y de su calidad de vida.

Para mejorar la respiración, lo primero que hay que hacer es tomar consciencia de la propia respiración sin intentar cambiarla. Poner atención a la manera de respirar aportará una mejora al estimularle a hacerlo de manera más prolongada y profunda. Al contrario de lo que muchas

La tensión muscular puede provocar que su estructura se deforme o se incline hacia un lado, y que uno o los dos pulmones dispongan de menos espacio para moverse. La respiración superficial es un resultado inevitable: hace que el aire viciado ocupe gran parte de los pulmones, y estos son menos eficientes eliminando los productos de desecho. Como resultado, la respiración se acelera, lo que incrementa la ansiedad, porque el cuerpo no recibe el oxígeno que necesita. Si nuestros músculos posturales nos sostienen de manera natural, nuestra estructura quedará erguida y nuestros pulmones dispondrán de espacio para funcionar de un modo adecuado.

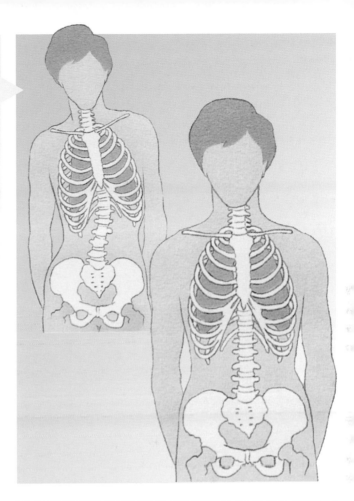

personas piensan, la espiración controla nuestra forma de respirar, porque provoca un vacío en nuestros pulmones que permite que la siguiente inspiración se produzca de un modo espontáneo y sin esfuerzo. Para que sus alumnos pudieran volver a aprender a respirar de manera natural, Alexander desarrolló el procedimiento descrito en la parte inferior derecha, que se conoce como «la "a" susurrada».

DESCUBRIR Y LIBERAR LA TENSIÓN

En cuanto se familiarice con las herramientas de inhibición y dirección, comenzará a tomar consciencia de las áreas de tensión en su cuerpo que quizá nunca llegó a considerar con anterioridad. Las siguientes actividades cotidianas demuestran con exactitud por qué es necesario «pensar durante la actividad»: para que podamos tomar conciencia de nuestros hábitos y realizar elecciones conscientes en nuestro propio beneficio.

ESTAR DE PIE

Incluso cuando estamos de pie e inmóviles, nuestro cuerpo realiza un milagroso acto de equilibrio. Los reflejos del cuerpo organizan la extremadamente inestable estructura de nuestros huesos, músculos y órganos para que adquiera una postura erguida sin que debamos pensarlo. Cada músculo contiene fibras posturales y de actividad. Estas últimas están diseñadas para el movimiento y se activan de manera consciente, mientras que las posturales le mantienen erguido y se activan de manera subconsciente gracias a los reflejos del cuerpo.

LA «A» SUSURRADA

La práctica regular de esta técnica le ayudará a detectar hábitos de respiración perjudiciales y mejorará la eficacia de su sistema respiratorio. Le permitirá ser consciente de lo profundo que puede llegar a respirar y cómo ha estado utilizando únicamente una parte de su capacidad pulmonar.

- En primer lugar, localice la lengua y déjela en reposo con la punta tocando ligeramente los incisivos inferiores.
- Compruebe que sus labios y músculos faciales no estén tensos. Puede resultarle de utilidad pensar en algo divertido.
- Después de terminar su siguiente inspiración, abra la boca dejando caer la mandíbula (asegúrese de que la cabeza no se incline hacia atrás mientras lo hace).
- Susurre una «a» hasta que llegue al final natural de la espiración.
- Cierre los labios con suavidad y permita que el aire penetre por la nariz y llene sus pulmones.
- Repita varias veces.

Si observa a la gente en una calle bulliciosa, es muy probable que advierta que algunas personas se inclinan hacia atrás o hacia delante mientras están de pie, desplazando su peso hacia un lado, o incluso sosteniéndose sobre una sola pierna. La mayoría no son conscientes de que están de pie de una manera tan incómoda, o que las posturas que adoptan pueden provocarles problemas más adelante. Incluso si hacemos el esfuerzo de mejorar nuestra postura «poniéndonos derechos», a menudo arqueamos nuestra espalda y nos inclinamos hacia atrás, lo que con rapidez produce una sensación de cansancio, y sentimos la necesidad de un apoyo externo (*véase* derecha). A su vez, esto puede causar una sensación de falta de soporte emocional. Con la técnica Alexander podemos reeducar nuestro sistema muscular de manera que nuestros músculos posturales nos mantengan erguidos de forma natural. Al dar las direcciones, podemos liberar la tensión muscular, de manera que los músculos posturales, que no se cansan con tanta facilidad, puedan cumplir la función de mantenernos erguidos. Por lo general, nos mantenemos derechos gracias a las fibras de actividad de nuestros músculos, que se cansan fácilmente y ocasionan gran parte de nuestros dolores y molestias.

Equilibrio

Al estar de pie, es importante repartir el peso del cuerpo sobre ambos pies, por lo que debe comprobar que sus rodillas no estén flexionadas ni forzadas hacia atrás. Muchas personas tienen la costumbre de doblar la espalda y extender la pelvis hacia delante –una posición que es una de las causas más comunes de dolor de espalda mientras estamos de pie.

En la planta de cada pie existen tres puntos de contacto con el suelo:

- el talón
- la almohadilla plantar
- un punto justo debajo del dedo meñique.

Estos son los puntos que nos ayudan a conseguir un equilibrio perfecto. Si comenzamos a ser conscientes de ello, podremos dirigir nuestros pensamientos hacia

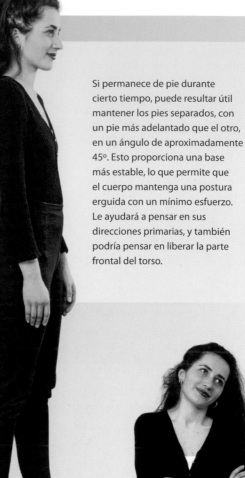

Si permanece de pie durante cierto tiempo, puede resultar útil mantener los pies separados, con un pie más adelantado que el otro, en un ángulo de aproximadamente 45º. Esto proporciona una base más estable, lo que permite que el cuerpo mantenga una postura erguida con un mínimo esfuerzo. Le ayudará a pensar en sus direcciones primarias, y también podría pensar en liberar la parte frontal del torso.

El sistema postural automático sostiene y equilibra el cuerpo sin esfuerzo, pero como interferimos inconscientemente con este sistema, a menudo nos sentimos cansados y necesitamos apoyarnos de manera artificial, utilizando los objetos que nos rodean. Cargar todo nuestro peso en una pierna de esta manera, así como apoyarnos en una cadera, puede provocar un desgaste excesivo en su articulación y puede incluso precisar una intervención quirúrgica en el futuro.

Al caminar, el talón debería tocar el suelo en primer lugar; así proporcionará soporte al siguiente paso. El peso debería ejercerse ligeramente sobre el exterior del talón.

Luego, al desplazarse hacia delante, la totalidad del pie rota hacia el interior, para entrar en contacto completamente con el suelo. Los tres puntos de equilibrio en la planta del pie deberían soportar la misma presión.

Al continuar moviéndose hacia delante, los reflejos en el pie hacen que los dedos y el arco del pie actúen como un muelle que le impulsará sin esfuerzo hacia el siguiente paso.

los pies y permitir que se extiendan de manera regular sobre el suelo (*véase* inferior derecha). Cuando el pie se extiende de manera más regular sobre el suelo, se activa una reacción refleja de estiramiento, situada en la planta del pie. Este reflejo afecta de un modo automático a las fibras musculares que, a su vez, afectan a su postura, manteniéndole erguido con el mínimo esfuerzo. Así, por el simple hecho de estar de pie con el peso repartido de manera equitativa sobre los tres puntos de equilibrio, su postura mejorará de inmediato.

SENTARSE

Muchas sillas se han diseñado con una pendiente hacia atrás en el asiento, lo que le permite hundirse en ellas, hecho que hace que le resulte más difícil mantener una postura erguida sin tensar el cuerpo. Si piensa en todas las horas que pasamos sentados – por ejemplo, en el automóvil, durante las comidas, en el trabajo o frente al televisor–, comprobará que muchos estamos en una silla cada día unas diez u once horas, lo que supone más de un 60 % de nuestro tiempo de vigilia. Por eso resulta tan importante no someter a nuestro sistema muscular a un esfuerzo innecesario mientras estamos sentados si queremos evitar sufrir dolores y molestias en el futuro. Sin embargo, resulta importante comprender que sentarse

de cualquier manera durante un período de tiempo en general no producirá efectos adversos: la repetición habitual de la misma postura es lo que produce el daño.

Incluso muchas personas que estudian ergonomía no se dan cuenta de que es la pelvis la que debe ser el soporte en lugar de la zona lumbar de la espalda. De hecho, la curva lumbar no es una característica inamovible de la columna, y con frecuencia, cuando un niño o un bebé están sentados, advertirá que su curva lumbar desaparece por completo, de manera que la espalda está del todo recta (*véase* fotografía página 34).

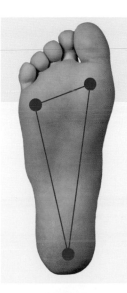

El peso repartido por igual sobre los tres puntos forma un trípode que ofrece la máxima estabilidad.

Estos tres puntos constituyen un trípode que mantiene la estabilidad en posición de pie, pero es frecuente que la gente imprima más peso en uno o dos de estos puntos. Esto causa una tensión excesiva y una sobrecarga en el sistema muscular, que intenta mantener el equilibrio.

Esta es una manera común de sentarse, que se puede convertir fácilmente en un hábito y que puede dar la sensación de que es «cómoda»; sin embargo, la totalidad del cuerpo está girado y desalineado. Durante un período prolongado se ejerce presión sobre la mayoría de los músculos, las articulaciones y los órganos internos, así como sobre el sistema vascular –por ejemplo, la sensación de «hormigueo» puede surgir cuando queda restringido el flujo de sangre. La repetición habitual de esta postura puede dar como resultado un funcionamiento ineficaz en la mayoría de los sistemas corporales.

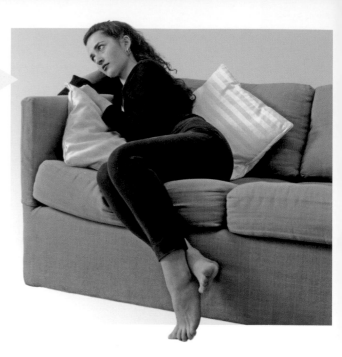

Si no cuenta con una silla inclinada hacia el frente, puede comprar un cojín con forma de cuña para colocarlo sobre una silla normal. Estos cojines son relativamente económicos y convierten cualquier silla común en una silla inclinada hacia el frente (*véase* página 140 para mayor detalle). En cuanto se haya acostumbrado a esta nueva posición, advertirá que puede permanecer sentado durante períodos más largos con mayor facilidad y comodidad.

CONDUCIR

Los asientos de los vehículos pueden provocar problemas de espalda por el mismo motivo. Por ejemplo, los asientos delanteros (en particular los de los automóviles deportivos) favorecen una postura encorvada, que ejerce una gran presión sobre las articulaciones de la pelvis. Resulta irónico que el soporte lumbar en los vehículos, que da una sensación de comodidad tan grande en un viaje corto, sea en realidad la causa de problemas serios de espalda en viajes largos. Muchos asientos de automóviles incorporan una curva lumbar, aunque al sentarse, la zona lumbar se aplana de manera natural; al provocar de un modo artificial que la parte baja de la columna vertebral se arquee durante viajes largos, se la somete a enormes tensiones.

Si tiene suficiente altura, es muy recomendable un cojín en cuña; de lo contrario, un trozo triangular de espuma colocado en la zona donde el respaldo del asiento entra en contacto con la base, proporcionará a la pelvis el soporte que necesita, el cual, a su vez, contribuirá a que toda la columna y la cabeza adquieran una buena

postura. Al principio, la nueva posición para conducir le parecerá extraña, pero se acostumbrará más o menos en una semana. También debería comprobar que su asiento está ajustado correctamente, para no sufrir tensiones en el momento de sujetar el volante o llegar a los pedales.

La tensión al conducir se refleja en la manera en que la gente se aferra al volante, cambia las marchas de manera errática e incluso rechina los dientes. Cierta consciencia puede ayudar a reducir la tensión y asegurar que no persiste una vez que hemos salido del vehículo (*véase* página siguiente).

CAMINAR

Con frecuencia, la ropa moderna y los zapatos pueden limitar el movimiento y, por tanto, afectar a la coordinación y al equilibrio. Los zapatos de tacón se encuentran entre los más perniciosos, y si se llevan durante largos períodos de tiempo en un intervalo de varios meses, pueden provocar una contracción de los músculos que se extienden por la parte trasera de la pierna. Esto puede causar que el talón de una persona no llegue a tocar el suelo al ir descalza porque los músculos del muslo están muy tensos. Este hecho afecta a la armonía de todo el cuerpo, ya que los tres puntos de equilibrio deberían

el texto continúa en la página 63

Los asientos inclinados hacia atrás en la mayoría de los vehículos modernos favorecen una mala postura. Advierta cómo la parte inferior de la espalda de este conductor se desliza hacia atrás, aunque la parte superior se inclina hacia delante. Como resultado, dobla su espalda por la mitad, lo que provoca una gran tensión en ella; deberían ser las articulaciones de la cadera las que le hicieran rotar hacia delante, donde se encuentra el volante. Esta es una de las razones por las cuales muchas personas suelen sufrir dolor de espalda y tensión en el cuello incluso después de viajes relativamente cortos.

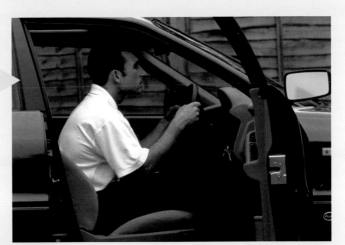

Por el simple hecho de utilizar un cojín en forma de cuña, podemos mejorar en gran medida nuestra postura: la pelvis se encuentra reforzada, lo que ayuda a la columna a mantenerse alineada. En esta posición, el cuerpo no está sometido a un esfuerzo excesivo y, por tanto, debería sentirse más relajado y capaz de afrontar cualquier situación estresante con la que se pudiera encontrar en el viaje. Compruebe que el asiento está relativamente recto y que dispone de tiempo suficiente para no tener que correr. Intente no sujetar el volante con demasiada fuerza; también podría resultarle de utilidad ser consciente de su respiración de manera regular.

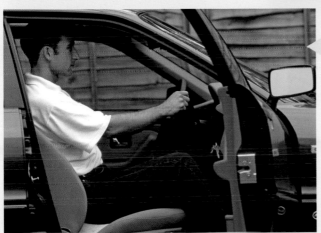

En las ocasiones en las que llega tarde al trabajo o intenta cumplir con un plazo importante, se estimula el «reflejo del miedo»: la cabeza se retrae hacia atrás sobre la columna y los hombros se arquean. Observe cómo el conductor se aferra al volante y aprieta la mandíbula. Si esto sucede con frecuencia, esta tensión forma parte de nosotros incluso cuando ya no estamos estresados.

CAUSAS COMUNES DE TENSIÓN AL CONDUCIR

Si es consciente de la manera en que puede surgir la tensión, estará más preparado para solucionarla:

- Tenemos que tratar con numerosos estímulos distintos a la vez.
- Hemos de reaccionar rápidamente ante estos estímulos.
- Nuestro «reflejo del miedo» está siempre activo, ya que nos cruzamos una y otra vez con otros conductores en el camino.
- A menudo, intentamos llegar a algún sitio con puntualidad.

Colocar las manos de maneras extrañas también puede producir una tensión innecesaria en los dedos, las muñecas y los hombros. Puede observar que la mano y el antebrazo del conductor se encuentran formando prácticamente un ángulo recto: esto supone ejercer una enorme presión sobre la muñeca, que originará tensiones en el músculo del brazo, e incluso artritis de la muñeca si esta posición se adopta con frecuencia.

Su cuerpo adquirirá una posición en descenso si camina inmerso en sus pensamientos con la cabeza inclinada hacia abajo. La cabeza por sí misma pesa unos 6,5 kg, por lo que podría causar tensiones en el cuello, y también podría sufrir dolores de espalda, ya que todo el cuerpo debe trabajar con más intensidad para conseguir cualquier movimiento.

Advierta cómo esta postura estira el cuerpo hacia abajo mientras sube las escaleras. La presión hacia abajo es contraria a la dirección del movimiento, y ello requiere un mayor esfuerzo muscular para realizar la tarea. La tensión más importante se ejerce en los músculos de las piernas, ya que tendrá que empujar hacia el suelo para impulsarse hacia delante.

Al aplicar sus direcciones –pensar en la libertad de los músculos del cuello, dejando que la cabeza se adelante y se eleve, y permitiendo que la columna se alargue–, será capaz de subir escalones con más facilidad y eficiencia. Se ejercerá mucha menos presión sobre los músculos de las piernas, y se sentirá mucho más ligero.

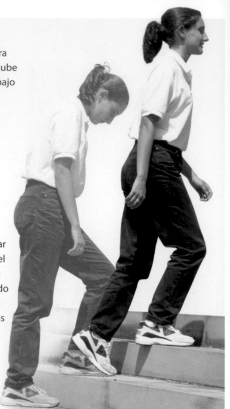

La parte superior del cuerpo se mueve hacia delante, en alineación con la cabeza.

Los brazos están libres para moverse con fluidez mientras camina con facilidad.

La cabeza dirige el movimiento y las piernas la siguen automáticamente.

Si permite que su cabeza, porque es demasiado pesada, se incline hacia abajo al bajar escaleras, todo el sistema muscular se sobrecargará al intentar evitar que caiga por las escaleras hacia delante. Si suele ser la práctica habitual, podría provocar rigidez o incluso artritis.

Si piensa en estirar todo el cuerpo y es consciente de que la cabeza queda delicadamente equilibrada en la parte superior de la columna, bajar escaleras resulta más fácil. El movimiento se torna más equilibrado y gracioso; algunas personas incluso describen esta sensación como «caminar en el aire».

Como es consciente de lo que ocurre a su alrededor mientras camina, la cabeza se erguirá por encima de la columna, lo que forzará a todo el cuerpo a mantenerse también erguido. Por el simple hecho de aplicar las direcciones primarias, este cambio en cuanto a consciencia supondrá que caminar no sea una experiencia agotadora.

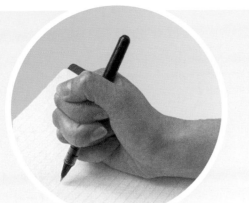

La tensión en esta mano es bastante evidente porque el bolígrafo se sujeta con mucha fuerza. Esta tensión puede estar presente en el hombro y el cuello, que también pueden ser el punto de origen. A menudo, esta es la causa de los problemas de brazos y hombros, incluido el denominado calambre del escritor, así como de las lesiones por un esfuerzo repetitivo.

Si piensa en sujetar el bolígrafo suavemente con un mínimo de presión, será menos probable que sufra distensiones que podrían provocar artritis en las manos y los dedos en el futuro. Asimismo, su caligrafía mejorará; si libera su cuello, este permitirá que el hombro, el brazo y la muñeca se muevan con mayor fluidez, lo que provocará menos tensión en la mano y los dedos.

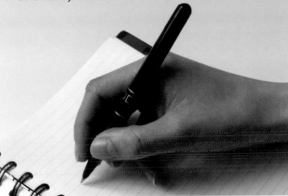

estar en contacto con el suelo para conseguir la máxima estabilidad. Cuando solo dos de los puntos están en contacto, la estabilidad se obtiene a base de tensión muscular en lugar de equilibrio natural. Los pantalones, faldas o tejanos muy ajustados también pueden afectar a la amplitud de la zancada, e incluso constreñir nuestra respiración. Resulta difícil dirigirnos a nosotros mismos con éxito si nos imponemos restricciones físicas.

Como ocurre en otras actividades, la manera en que el cuerpo está diseñado para moverse es guiando con la cabeza al caminar. Solo tiene que observar a un niño pequeño para comprobar que cuando sus ojos ven algo que desean, se dirigen hacia el objeto de interés; como los ojos se encuentran en la cabeza, y el peso de la cabeza inicia el movimiento, el resto del cuerpo simplemente le sigue. Nuestros pensamientos afectan a la manera de movernos; muchos de nosotros caminamos pensando en el pasado y el futuro, y en raras ocasiones centramos nuestra atención a lo que ocurre en el momento presente. De hecho, la mayoría de nosotros ni siquiera miramos hacia dónde vamos; tan solo seguimos las órdenes de nuestra mente y no damos a nuestros sentidos y reflejos la oportunidad de funcionar.

ESCRIBIR

Resulta sorprendente cómo algunas personas sujetan los bolígrafos al escribir. Tanto la posición de la mano como la cantidad de tensión muscular involucrada en el acto de la escritura pueden provocar una distensión muscular. La mayoría de estos problemas tienen su origen en las experiencias de la infancia en el colegio, donde a menudo teníamos que escribir con rapidez para poder seguir las lecciones. La dirección que debe darse para permitir que la muñeca, el codo y el hombro sean libres y se descarguen el uno del otro puede resultar particularmente útil aquí, y debería ayudarle a escribir con fluidez de movimiento mientras guía el bolígrafo con libertad sobre el papel. Recuerde siempre que primero debe aplicar las direcciones primarias: esto resulta imprescindible para ser capaz de liberar tensiones en otras áreas de su cuerpo.

TRABAJAR CON EL ORDENADOR

Es tan fácil involucrarse en el trabajo que a veces se otorga poca o ninguna atención a la presión a la que se somete uno mismo mientras desarrolla una tarea. Este hecho puede provocar que el cuerpo se tense en exceso durante períodos largos, sobre todo cuando hay que cumplir unos

el texto continúa en la 66

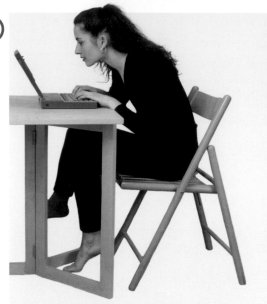

Mejorar la consciencia del uso del cuerpo puede evitar la acumulación de tensión. Si no fuerza la posición hacia el frente para mirar la pantalla, su cabeza permanecerá en la parte superior de la columna. Además, si coloca los pies planos sobre el suelo, los reflejos trabajarán con todo su efecto.

Al involucrarse demasiado en la información de la pantalla, puede perder la noción de la postura. En este caso, las piernas están cruzadas, lo que provoca la rotación de la pelvis. Los dedos del pie derecho soportan el peso de ambas piernas, la parte superior de la espalda está encorvada y la cabeza girada hacia atrás, debido a la tensión en los músculos del cuello.

Al sentarse con las piernas cruzadas una alrededor de la otra, todo el cuerpo pierde la alineación. Algunos consideran que esta posición resulta elegante, pero puede provocar una tensión excesiva en las piernas, la parte baja de la espalda y el cuello.

Si se sienta durante períodos prolongados para leer, es beneficioso alinear la cabeza, la columna y la pelvis para que se apoyen entre sí. Si coloca las piernas de manera que las rodillas queden sobre los pies, las piernas tendrán un buen soporte y reducirán la tensión en los músculos de la parte inferior de la espalda.

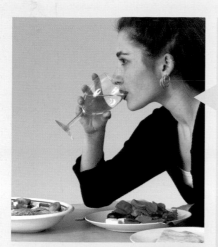

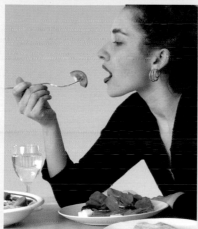

UNA ACTITUD «FINALIZADORA DE TAREAS»

El hecho de ir siempre con prisas conlleva que tengamos una actitud «finalizadora de tareas». Cuando solo estamos preocupados por comer y beber antes de iniciar la siguiente actividad, no tenemos en cuenta la forma en que comemos. Advierta cómo la cabeza se fuerza hacia atrás sobre la columna, lo que puede comprimir los discos intervertebrales, acortar el torso y comprimir el estómago, cosas que no nos permiten disfrutar de una comida.

El simple hecho de tomarse las cosas con calma hace que el sistema muscular pueda relajarse más. El equilibrio y la postura mejoran de manera natural a la vez que nos proporcionan más tiempo para observar nuestros movimientos y ser conscientes de lo que estamos haciendo.

plazos. Al trabajar con el ordenador, la gente suele adoptar con mucha frecuencia una postura particularmente nociva, encorvándose sobre el teclado y mirando con detenimiento hacia el frente para observar la pantalla. Es necesario pensar en liberar la parte frontal del cuerpo que se extiende desde el ombligo hasta la clavícula, y no estirar la cabeza hacia atrás sobre la columna (*véase* página 64).

Si permanecemos sentados durante mucho tiempo, es importante que ambos pies descansen sobre el suelo, porque hay reflejos en los pies que afectan a la postura.

LEER

Como muchos de nosotros solemos leer con frecuencia durante períodos de tiempo relativamente prolongados sin movernos, resulta importante sentarnos en una posición que no someta a ninguno de nuestros músculos a una tensión excesiva. Puede sentarse hecho un ovillo en el sofá, o encorvar los hombros para aproximar más el libro a sus ojos. También puede inclinar la cabeza hacia un lado sin darse cuenta, ¡y más tarde se preguntará por qué le duele el cuello cuando termina de leer! Resulta de una importancia vital que sea consciente de la manera de sentarse si quiere evitar un sinnúmero de dolores y molestias frecuentes. Si dedica solo unos cuantos instantes a tomar consciencia de su postura al sentarse a leer, es muy probable que tenga menos problemas cuando termine.

En general, es bueno cambiar de postura cada diez o quince minutos, ya que incluso la mejor posición puede producir problemas si se mantiene durante un período de tiempo excesivo. Es importante recordar que la técnica Alexander no se trata de lo que «debe» o «no debe» hacer, sino de mejorar la consciencia de lo que el cuerpo está haciendo en un momento determinado y si se producen dolores que pueden evolucionar a un problema más serio.

COMER Y BEBER

Incluso la manera en que comemos y bebemos puede afectar al control primario del cuerpo. Muchos de nosotros tenemos prisa cuando comemos, y con frecuencia solo nos preocupa terminar el plato lo más pronto posible.

Esta postura podría provocar problemas musculares en el futuro. La niña trabaja con tanta intensidad para conseguir los acordes correctos que es totalmente inconsciente de la tensión que sufre su cuerpo. Es probable que lleve la cabeza en la misma posición incluso cuando no esté tocando el violín, lo que hará que tense la mitad izquierda del cuerpo con la finalidad de mantener el equilibrio.

Esta postura le permite tocar el violín durante períodos más largos de tiempo con una mínima tensión. Su cabeza, la pelvis y los pies están alineados y los brazos están más relajados.

Advierta la cabeza inclinada para llegar a la flauta, mientras la pelvis se ladea hacia la izquierda, y la mitad superior del cuerpo lo hace hacia la derecha. Muchas horas de práctica en esta posición no solo provocarán una tensión muscular severa, sino que también afectarán a la calidad de la interpretación.

Después de algunas sesiones de técnica Alexander, la joven es capaz de prestar atención a la manera de ponerse de pie y de aplicar las direcciones primarias a la vez que piensa en que sus hombros se sueltan uno del otro. Esto ayuda a liberar la tensión provocada por la manera extraña en la que sostenía la flauta con anterioridad.

Solemos adelantar la cabeza para llegar a la comida, en lugar de llevar la comida a nuestra boca, para que la cabeza pueda permanecer encima de la columna vertebral. Incluso mientras comemos y bebemos necesitamos aplicar nuestras direcciones primarias y mantener ambos pies planos sobre el suelo para permitir el trabajo de nuestros reflejos posturales. Resulta especialmente importante tener una buena postura, ya que contribuye al correcto funcionamiento del sistema digestivo; comer en una posición encorvada puede producir indigestión.

TOCAR INSTRUMENTOS MUSICALES

La manera en la que los músicos sostienen sus instrumentos puede provocar muchos problemas, como tensión en cuello y hombro, dolor de espalda y ciática. No suele ser extraño que los músicos profesionales renuncien a sus carreras a causa de los dolores y molestias que les provoca la manera de estar de pie o sentarse mientras tocan, o por el modo en que sostienen sus instrumentos. El esfuerzo para lograr nuestras metas puede hacernos fracasar por intentarlo con demasiado empeño. Desde la edad más temprana, debemos enseñar a los niños a utilizar su cuerpo mientras tocan un instrumento musical para que no sufran en el futuro. Una vez aplicadas las direcciones primarias, los músicos pueden hacer lo mismo con las direcciones secundarias apropiadas a su instrumento musical en particular. Por ejemplo, los pianistas deben permitir que las manos se ensanchen y que los dedos se alarguen.

UNA TÉCNICA PARA TODOS LOS DÍAS

Puede aplicar los principios de la técnica Alexander a todas las actividades que realice, y aunque al inicio puede ser difícil, al adquirir una consciencia continua de los movimientos, la tarea resulta más fácil con el tiempo. Pronto, su cuerpo se acostumbrará a las nuevas formas de moverse. Al ser más consciente sobre la forma de mover el cuerpo, también mejorará su atención y apreciación de todo lo que ocurre a su alrededor, disfrutando más de la vida porque incrementará su consciencia sobre la vivencia del momento presente.

PRIMEROS PASOS PARA REDUCIR EL ESTRÉS Y LA TENSIÓN

«*Ser lo que somos, y convertirnos
en lo que somos capaces ser,
es la única finalidad de la vida*».

Robert Louis Stevenson

El trepidante ritmo de la vida moderna y su constante inducción a «hacer» en lugar de «ser» pueden provocar una tensión muscular dañina que impone una presión sobre nuestros cuerpos y nos obliga a adoptar unas posturas antinaturales. Para contrarrestar este efecto, la técnica Alexander promueve la consciencia de uno mismo, reconociendo dónde están tensos los músculos y aprendiendo cómo detenernos completamente para liberar la tensión.

Una de las mejores maneras de liberar la tensión muscular indeseada es tumbándonos en el suelo. Luego, levantarnos de manera consciente puede ayudar al cuerpo a permanecer más alineado, y también contribuirá a conservar los beneficios adquiridos mientras estábamos recostados. Ser consciente de la tensión retenida en el cuerpo es el primer paso primordial en el camino para reducirla.

incrementar la
CONSCIENCIA

Como ya he mencionado, el ritmo de vida de nuestra sociedad se incrementa día tras día, y viene acompañado de una tensión muscular creciente provocada al intentar asimilar los innumerables estímulos cotidianos. Incluso si nos remontamos sesenta años atrás, la gente estaba más relajada y tenía más tiempo para sí misma: incluso la televisión y la publicidad que llevó implícita, aún no había supuesto un impacto significativo sobre la vida de las personas. A menudo, nos resulta muy extraño quedarnos solos con nuestros propios pensamientos, y desde una edad muy temprana se nos anima a que consigamos cada vez más, hasta que muchos de nosotros nos convertimos en «hacedores humanos», en lugar de seres humanos.

El primer paso para liberar la tensión indeseada es detenernos completamente y adquirir consciencia de la tensión que se acumula en nuestros músculos: no podemos hacer nada contra estas tensiones hasta que no somos conscientes de ellas. La consciencia de uno mismo es la herramienta fundamental que le ayudará a erradicar muchas de las dolencias que llevan implícitas las tensiones y cargas de la vida.

EJERCICIO DE CONSCIENCIA DE UNO MISMO

Escoja un momento tranquilo del día en el que pueda estar solo. No importa si es temprano por la mañana, durante el día o al atardecer. Dedique diez minutos a concentrarse en su cuerpo; puede comenzar por los pies y trabajar hacia arriba. En cuanto sea consciente de sus pies, intente liberar cualquier tensión que pueda sentir en los dedos o los tobillos. Tómese el tiempo que estime necesario con cualquier parte específica de su cuerpo. Al principio, diez minutos pueden parecer mucho tiempo, pero conforme transcurran los días, comenzará a parecerle cada vez más

corto. Puede tener la impresión de que su mente se aleja hacia otros pensamientos; si lo hace, no se preocupe, tan solo devuélvala al momento presente prestando de nuevo atención. Adquiera la práctica de ser el observador de su cuerpo, su mente y sus emociones.

Este ejercicio puede realizarse sentado o recostado, lo que le parezca más cómodo. Asimismo es importante descubrir y reflexionar sobre sus sentimientos y sus pensamientos, ya que estos influirán de manera invariable en los niveles de estrés de su cuerpo. Puede preguntarse lo siguiente:

1 ¿Cómo me siento? ¿Me siento feliz, triste, alegre, abatido, enfadado o de alguna otra manera? Quizá experimente falta de emoción. Intente no juzgar sus sentimientos, no existen las emociones malas, aunque podemos experimentar una reacción negativa hacia una emoción que hayamos expresado en el pasado.

2 ¿Hacia dónde divagan mis pensamientos? ¿Tengo algún problema o preocupación que afecta a mis pensamientos? Si es así, intente alejarlos solo durante estos diez minutos.

Una vez se haya acostumbrado a este primer ejercicio, puede probar a estirarse en posición «semisupina». Esta forma de estirarse se ha convertido en el sello distintivo de la técnica Alexander. Algunas personas practican esta técnica en esta posición. El término «supino» simplemente significa estirado en el suelo boca arriba.

LA POSICIÓN SEMISUPINA

El siguiente procedimiento puede resultar muy eficaz para reducir la tensión muscular que provoca el estrés,

El primer paso para liberar la tensión indeseada es detenernos completamente y adquirir consciencia de la tensión que se acumula en nuestros músculos: no podemos hacer nada contra estas tensiones hasta que no somos conscientes de ellas.

Túmbese boca arriba y coloque algunos libros de cubierta blanda bajo su cabeza. Este soporte para su cabeza, permitirá que los músculos del cuello se relajen (su profesor de Alexander le mostrará la altura precisa de libros que necesita). También favorecen que su cabeza se incline hacia delante, alargando toda la columna vertebral. Flexione las rodillas apuntando al techo; de esta manera, se relaja la parte baja de la espalda (no intente forzarla para que toque el suelo, ya que sucederá gradualmente). Aproxime los pies a la pelvis, pero compruebe que no tensa los músculos al hacerlo. Los dos pies deben estar en contacto uniforme con el suelo para que todos los reflejos estén funcionales.

Coloque sus manos con cuidado a cada lado de su ombligo. Es conveniente ponerlas en esta posición para que los hombros se liberen el uno del otro. Compruebe que queda espacio entre sus pies, y también el suficiente entre las rodillas, de modo que las piernas no caigan hacia dentro o hacia fuera.

DETERMINAR LA ALTURA DE LIBROS NECESARIA

1 Póngase de pie frente a una superficie plana como una pared.

2 Compruebe que su postura esté relajada. No intente estirarse como cuando le están midiendo.

3 Compruebe que sus talones, sus nalgas y sus hombros estén tocando la pared con cuidado.

4 Pida a un amigo que mida la distancia que hay entre la parte posterior de su cabeza y la pared (esta es aproximadamente la altura de libros que necesitará).

Es preferible tener demasiados libros a muy pocos, pero compruebe que su cabeza no esté en exceso levantada para sentirse incómodo, o que la respiración quede dificultada de alguna manera. Al principio, a todos les parece difícil sentir la posición de su cabeza, por lo que es una buena idea pedir a su pareja o a un amigo que lo verifique. Los aspectos más importantes que hay que comprobar son si se siente cómodo y si su cabeza no se inclina hacia atrás sobre los libros. Si aún tiene dudas, es preferible emplear una almohada o cojín mientras espera a que le aconseje un profesor de Alexander.

al tiempo que incrementa su vitalidad después de un duro día de trabajo. Está particularmente indicado para el dolor de espalda, los problemas de cuello y una postura inadecuada, ya que, cuando se practica de manera regular, contribuye a alinear la columna y a liberar la tensión en el cuello y los brazos. Al colocarse en esta posición, es preferible recostarse siguiendo el orden inverso a la secuencia mostrada para levantarse del suelo (*véase* página 78), ya que de esta manera se somete al cuerpo a un número menor de tensiones.

El propósito de este ejercicio es liberar cualquier tensión muscular excesiva en todo el cuerpo. Es una de las mejores posiciones que existen para liberar tensiones en la zona del cuello y los hombros, al mismo tiempo que alivia o previene el dolor de la zona lumbar. Resulta fácil liberar las tensiones mientras está recostado porque la gravedad trabaja sobre su cuerpo de una manera diferente y no hay riesgo de caer. La altura de los libros bajo su cabeza difiere de una persona a otra y, en algunos casos, de una semana a otra. La mejor manera de encontrar la altura correcta es preguntar a su profesor de Alexander cuando comience las sesiones, pero como guía aproximada puede seguir las instrucciones que se detallan en el recuadro «Determinar la altura de libros necesaria» de la página anterior.

Como observó Alexander, la mayoría de nosotros inclinamos la cabeza hacia atrás de manera habitual sin ser conscientes de ello; los libros bajo la cabeza evitarán que esto ocurra hasta cierto punto. Cuando experimente la posición semisupina por primera vez, quizá desee colocar una pieza de espuma o una toalla sobre los libros para reducir la sensación de dureza; conforme avance el tiempo, advertirá que puede prescindir de ella sin experimentar ninguna incomodidad.

Para comenzar, debería seguir el mismo procedimiento que en el ejercicio anterior (tan solo sea consciente de las tensiones que pueda sentir). Compare la mitad izquierda de su cuerpo con la derecha para comprobar si son simétricas. Este procedimiento se conoce como «recostarse activamente», y aunque su cuerpo se encuentre en un estado de descanso, no solo se trata de descansar; está

RESPIRAR

En cuanto se haya colocado en la posición correcta, comience a ser consciente de su respiración. Pregúntese:

- ¿Cuán rápida es mi respiración?
- ¿Es mi respiración profunda?
- ¿Se mueven mis costillas cuando respiro?
- ¿Noto algún movimiento en la región abdominal cuando respiro?
- ¿Siento alguna restricción en mi respiración, y si es así, dónde?

Sea consciente de su respiración mientras el aire fluye a través de su nariz o su boca, y desciende por su garganta hacia sus pulmones. Por el simple hecho de ser consciente de su respiración, comenzará a experimentar cambios sutiles que quizá no advertirá; su respiración será más relajada y realizará inspiraciones más prolongadas y profundas. De nuevo, es importante intentar no cambiar su respiración de ninguna manera, ya que interferiría con los procesos naturales de su cuerpo.

liberando tensión activamente, dando unas direcciones. Debería encontrarse en un estado intensificado de consciencia con los ojos bien abiertos, ¡para asegurarse de que no se queda dormido!

En cuanto aprenda a liberar la tensión, la parte inferior de su espalda se aplanará de manera gradual hacia el suelo; esta operación puede requerir semanas, o incluso meses, así que, por favor, tenga paciencia. Muchas de estas tensiones se han acumulado durante años, y no desaparecerán de la noche a la mañana. Compruebe siempre que las plantas de los pies estén en contacto con el suelo. Existen unos reflejos muy potentes en los pies, que activan los músculos posturales en todo el cuerpo, y aunque esté descansando, estos aún se encuentran operativos. Si se activan las fibras de los músculos posturales, pueden liberarse con mayor facilidad las fibras de actividad de los músculos.

APLICAR SUS DIRECCIONES

Estas son solo algunas de las direcciones que le ayudarán a liberar la tensión muscular indeseada mientras se encuentra recostado en la posición semisupina. Es importante recordar que no debe «hacer» nada para encontrar la posición correcta: el proceso de liberar la tensión en realidad depende de que usted «haga menos». Puede necesitar un par de semanas o más antes de que se sienta completamente cómodo en esta nueva posición, así que no se preocupe si en un principio se siente un poco extraño.

Recuéstese en la posición semisupina como se describe en la página anterior, en un principio durante diez minutos al día, e incremente el tiempo progresivamente añadiendo un minuto cada día hasta que llegue a los veinte minutos. Si en algún momento siente dolor en la espalda o el cuello mientras se encuentra recostado, deténgase de inmediato. No se fuerce: no se trata de una prueba de resistencia.

Sus ojos deberían permanecer abiertos durante todo el ejercicio. Una vez que se haya acostumbrado a la posición, puede comenzar a pensar conscientemente en sus músculos liberando tensión. Ahora es el momento de aplicar sus direcciones (*véase* también el capítulo 4); las flechas en la imagen inferior y en la página siguiente muestran cómo se libera la tensión en su cuerpo. Las direcciones se destacan en las leyendas para que se entiendan completamente

COSAS QUE HAY QUE EVITAR

La gente suele cometer una serie de errores frecuentes cuando comienza a realizar este ejercicio (*véase* página 76), que hacen que resulte difícil liberar la tensión, e incluso algunos generan nuevas tensiones en el cuerpo (que es lo contario de lo que se intenta conseguir). Resulta útil ser consciente de ellos cuando se recueste, para asegurarse de que se coloca en la posición correcta.

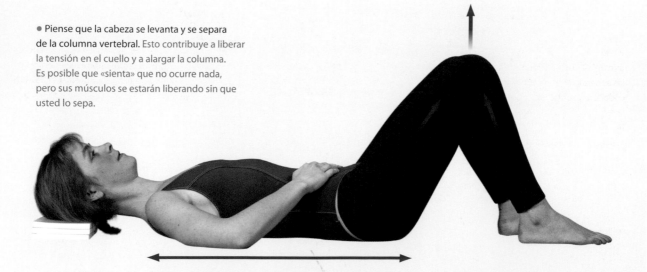

● Piense que la cabeza se levanta y se separa de la columna vertebral. Esto contribuye a liberar la tensión en el cuello y a alargar la columna. Es posible que «sienta» que no ocurre nada, pero sus músculos se estarán liberando sin que usted lo sepa.

● Piense que toda su espalda se alarga y se ensancha sobre el suelo. Es muy importante que no «haga» nada para que esto ocurra, ya que si lo hiciera, únicamente tensaría los músculos de la espalda, que es el efecto contrario al que desea obtener.

● Libere la tensión en sus piernas imaginando que las rodillas se elevan hacia el techo. Puede pensar que sus rodillas están sujetas al techo por unas cuerdas imaginarias. Recuerde emplear tan solo sus pensamientos y no la tensión muscular para conseguir su propósito.

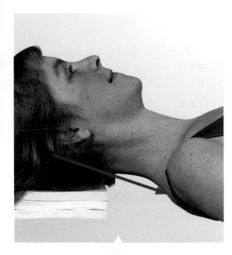

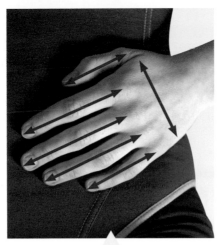

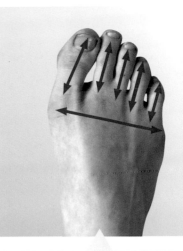

● Permita que los músculos del cuello se alarguen de manera que se libere cualquier exceso de tensión en esa zona. Así liberará su cabeza de la columna, lo que resulta esencial si quiere tener éxito al aplicar direcciones a otras áreas de su cuerpo.

● Libere cualquier tensión de sus dedos, manos y muñecas, permitiendo que aquellos se alarguen y las palmas de las manos se ensanchen. Cerciórese de que únicamente piensa en estas direcciones y que no emplea los músculos de su mano o dedos.

● Permita que los dedos de los pies se alarguen y que las plantas se ensanchen sobre el suelo. Esto le permitirá liberar las tensiones de los dedos y los pies. Es un lugar en el que la acumulación de tensiones es frecuente, y muchas personas no son conscientes de ello.

● Piense que los codos se separan el uno del otro. Esto ayudará a liberar las articulaciones de la muñeca y el codo, a la vez que contribuirá a liberar la tensión dentro y alrededor de los hombros. Cerciórese de que haya suficiente espacio entre sus codos y la cavidad torácica; de lo contrario, la tensión se acumulará en las muñecas, y los hombros comenzarán a encorvarse.

● Piense en sus hombros separándose el uno del otro. Este pensamiento liberará la tensión muscular en la parte superior del pecho, lo que mejorará la respiración. Esta dirección resulta particularmente útil para alguien con los hombros encorvados y aquellos que sufren asma.

● Piense en su hombro izquierdo separándose de su cadera derecha, y en su hombro derecho separándose de su cadera izquierda. Estas son dos direcciones que pueden resultar muy beneficiosas para liberar la tensión alrededor de la cavidad torácica y el abdomen. Las direcciones abren la parte frontal del pecho, lo que le ayuda a adoptar una postura más erguida.

● Piense en alargar la parte frontal de su cuerpo, desde el ombligo hasta la parte superior del pecho. La mayoría de nosotros tenemos los músculos contraídos en la parte frontal de nuestro cuerpo por inclinarnos sobre un escritorio en el trabajo o en el colegio. Esta dirección ayuda a conseguir una postura más erguida con el mínimo esfuerzo.

COSAS QUE HAY QUE EVITAR EN LA POSICIÓN SEMISUPINA

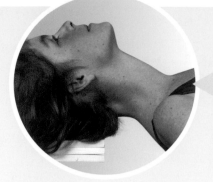

Si suele inclinar la cabeza hacia atrás sobre los libros, le podría resultar útil liberar la tensión en la parte trasera del cuello pensando que su barbilla cae hacia el pecho.

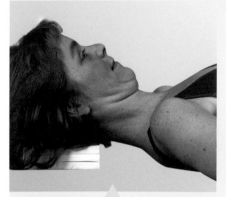

Es fácil encoger la barbilla en lugar de dejarla caer. Así, puede incrementar la tensión del cuello e incluso limitar la respiración.

Los pies deberían estar cerca de la pelvis sin ningún esfuerzo. Si están demasiado alejados (como se muestra aquí), es más difícil encontrar una posición de equilibrio, y la parte baja de la espalda no se liberará con tanta facilidad. También resulta fácil llegar al extremo opuesto y aproximar los pies demasiado hacia las nalgas. En este caso se realiza un esfuerzo innecesario en las articulaciones del tobillo, la rodilla y la pelvis, lo que anula el propósito de este ejercicio.

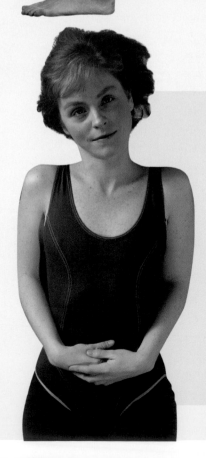

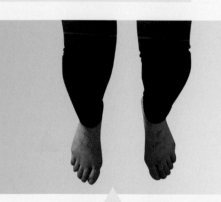

Si sus piernas tienen tendencia a caer hacia dentro chocando entre sí, o bien hacia fuera, siga uno de estos consejos: si las piernas suelen caer hacia dentro, junte más los pies; sepárelos más, si tienden a caer hacia fuera. Por último, los pies deberían estar más o menos alineados con las rodillas (como se muestra aquí). De esta manera, los pies soportarán el peso de las piernas, y podrá liberar la tensión muscular en estas y en la parte baja de la espalda con mayor eficacia.

Si coloca los codos junto a las costillas, le será más difícil liberar la tensión en los hombros, codos y muñecas. Deje un espacio entre sus codos y la cavidad torácica; para que le resulte más fácil, piense que sus brazos y las costillas deben formar un triángulo equilátero.

LA FINALIDAD DE RECOSTARSE EN LA POSICIÓN SEMISUPINA

Los beneficios son evidentes solo si este ejercicio se realiza de forma regular –si es posible, una vez al día durante al menos diez minutos durante un período de varias semanas. El mejor momento para hacerlo es a mitad del día, o si resulta poco práctico, al volver a casa del trabajo. Algunas personas duermen mejor si se recuestan en la posición semisupina justo antes de acostarse; otras prefieren comenzar el día de esta manera para sentir los efectos durante todo el día. Es preferible no hacerlo después de una comida copiosa, ya que podría dar lugar a una sensación de incomodidad. Compruebe que esté bien abrigado: resulta muy difícil liberar tensiones si siente frío o corrientes de aire. Si es necesario, tápese con una manta mientras permanece tumbado.

Mientras esté recostado la columna está en reposo; esta es la mejor posición para liberar cualquier tensión acumulada. Cuando está erguido, las curvaturas de la columna pueden acentuarse, lo que hace que su estatura sea menor y tiene efectos a corto y largo plazo sobre el resto de su cuerpo. Estar erguido no es el problema; lo es la mala postura al estar de pie, porque se ejerce demasiada presión sobre la columna. Recostarse en la posición semisupina una vez al día alivia la presión y evita que se acumule y provoque malestar en el futuro. A corto plazo, el cansancio y la fatiga pueden dar la sensación de que la vida es un esfuerzo continuo, y puede hacernos sentir irritables y deprimidos. A largo plazo, la mala postura puede dar lugar a escoliosis (curvatura lateral de la columna), espondilitis (artritis en la columna) y joroba de Dowager (curvatura excesiva a la altura de la séptima vértebra cervical, que provoca una joroba, y que sufren principalmente las personas de edad avanzada).

Recostarse durante un momento en la posición semisupina puede ayudar a ralentizar el proceso de deterioro de los huesos y las articulaciones de la columna, e incluso pueden rejuvenecer algunas partes del esqueleto que hubieran sufrido un desgaste excesivo. Asimismo, advertirá que tiene más energía por la tarde para realizar las tareas que le interesan.

LOS BENEFICIOS MÁS IMPORTANTES

- Libera la tensión muscular en todo el cuerpo.
- Alarga su columna para que pueda sostenerle mejor cuando esté en posición erguida.
- Mejora la respiración al ser capaz de liberar la tensión alrededor de la caja torácica.
- Mejora la circulación (la sangre puede fluir mejor a través de los músculos relajados). De esta manera, el corazón se fuerza menos.
- Consigue unas articulaciones más libres para que pueda moverse con más facilidad.
- Libera los nervios que han quedado atrapados por unos músculos muy tensos.
- Los órganos internos tienen más espacio para funcionar.
- Reduce el estrés global y la tensión física, mental y emocional.

EFECTOS A LARGO PLAZO

Habrá notado que la estatura de sus padres o abuelos decrece y habrá asociado este hecho al proceso de envejecimiento normal. Un médico de Budapest, de apellido DePuky, demostró lo contrario con unos experimentos realizados en la década de 1930. Descubrió que la mengua de estatura se debía a la pérdida gradual de fluido en los discos intervertebrales. La presión innecesaria que ejercemos en los discos durante nuestras tareas cotidianas a lo largo de toda la vida (*véase* página 55) puede ser en cierto sentido la responsable. Recostarse en posición semisupina cada día previene un deterioro adicional, ya que permite que la columna se alargue. Si lo realiza de manera regular durante unos cuantos meses, su estatura puede incrementarse en 2-3 cm e incluso más.

La práctica regular ayudará a sus músculos a permanecer relajados durante períodos cada vez más prolongados, y advertirá que le resulta más fácil estar tranquilo cuando está bajo presión. También es menos probable una artritis futura por una mala postura.

Recuerde: al principio es posible que no sea consciente de los cambios; tenga paciencia y no fuerce su cuerpo.

LEVANTARSE DEL SUELO

Una vez se haya recostado en el suelo en la posición semisupina, es importante ser consciente de la manera en que debe levantarse del suelo, ya que no es deseable que los músculos se esfuercen en exceso con movimientos extraños y carentes de coordinación ahora que están relajados y liberados. La secuencia que se muestra a continuación es una de las maneras más sencillas de levantarse, y también la que requiere el menor esfuerzo por parte del cuerpo.

Al principio, esta manera de levantarse le parecerá extraña, pero solo se debe a que probablemente vaya en contra de la manera habitual de moverse. Primero, es importante realizar las acciones con lentitud para

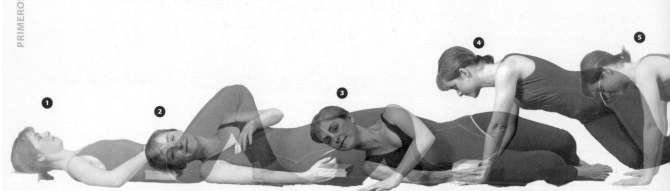

1 Antes de moverse, realice una pausa, y decida de manera consciente de qué lado se va a levantar. A continuación, mire en esa dirección, pero asegúrese de que no levanta la cabeza de los libros.

2 Deje que su cabeza ruede sobre los libros, siguiendo la dirección de los ojos, y lleve el brazo hacia el lado opuesto, como se muestra. Después, deje que sus piernas caigan con cuidado para que todo su cuerpo se mueva en una dirección.

3 Mientras rueda sobre uno de sus brazos, utilice el brazo libre para pasar por encima de su cuerpo y apoyarse mientras levanta la cabeza de los libros. Así evitará tensar los músculos de su cuello.

4 Ahora sosténgase con ambos brazos manteniéndolos rectos y presionando con los dedos de los pies. Así, levantará las rodillas del suelo para que pueda llevarlas bajo la pelvis, lo que le permitirá ponerse a gatas.

5 Deténgase un momento, ya que esta es una buena posición de descanso; tome consciencia de su respiración y de cualquier tensión muscular excesiva que pueda haber surgido durante los últimos movimientos. El simple hecho de detenerse y tomar consciencia de la tensión le ayudará a liberarla y estimulará una respiración más profunda.

6 Es de sentido común recoger los libros en este momento, ya que le evitará tener que agacharse de nuevo para recogerlos una vez que se haya puesto de pie, y quizá tensar sus músculos otra vez durante el proceso. Es más fácil recoger los libros con la mano que esté más próxima a e ellos.

contar con el tiempo suficiente para ser consciente
de las tensiones en su cuerpo y aplicar las direcciones.
También puede resultar útil detenerse en cualquier etapa
para poder pensar en el siguiente movimiento en lugar
de comenzarlo de manera acelerada. Con la práctica, la
secuencia le resultará cada vez más fácil, y pronto se habrá
convertido en un movimiento natural.

7 Retroceda hacia una posición de rodillas de tal forma que
durante unos instantes se siente sobre sus talones. Intente
tomar consciencia de cualquier tensión en su cuello y espalda,
ya que esta es otra buena posición de descanso para hacer
una pausa y liberar cualquier tensión que pueda sentir.

8 Mientras piensa que su cabeza debe adelantarse y subir,
inclínese hacia delante para colocarse en una posición de
rodillas. En esta posición, su muslo debería formar un ángulo
de 90° con su pierna. Ahora, adelante un pie con el fin de
prepararse para el siguiente movimiento para ponerse en pie.

9 De nuevo, utilizando las direcciones primarias para permitir
liberar el cuello: piense que su cabeza se adelanta y se levanta,
permita que su columna se alargue, e inclínese hacia delante
desde su pelvis sobre el pie más adelantado, lo que le llevará
a la posición de pie de manera natural. No es necesario que
presione sus pies con fuerza sobre el suelo para que esto ocurra
–los reflejos posturales en los pies se activan automáticamente
cuando se inclina hacia delante. Así se mantendrá en equilibrio
perfecto de manera natural sin ningún esfuerzo por su parte.
En esta posición, el peso de la cabeza queda equilibrado por el
peso de la pierna izquierda.

10 Así volverá a la posición de pie con el mínimo esfuerzo
y será capaz de mantener el equilibrio natural que había
conseguido mientras estaba recostado. Continúe pensando
en sus direcciones mientras realiza sus tareas cotidianas.

LA TÉCNICA ALEXANDER Y EL DEPORTE

· · · · · · · · · · · · · ·

«Conocer a los demás es inteligencia;
conocerse a sí mismo es la auténtica sabiduría.
Dominar a los demás es fuerza;
dominarse a sí mismo es el auténtico poder».

Lao Tse

6

La técnica Alexander ha ayudado a todo tipo de deportistas, tanto a los aficionados como a los de alta competición. La manera en que se utiliza el cuerpo puede afectar a la eficiencia de sus prestaciones, por lo que si la consciencia sobre sus acciones es mayor, mayor también será el control que puede ejercer sobre él. La técnica puede emplearse con efectividad en muchas actividades deportivas, incluidas la equitación, donde la postura del jinete afecta de forma clara el desempeño del caballo, y las carreras, donde se aporta a los corredores un nuevo estilo más eficiente y menos extenuante.

El deporte implica una gran exigencia sobre el cuerpo, mayor que las actividades cotidianas. La aplicación de la técnica para que se genere menos tensión puede reducir en gran medida el riesgo de lesiones y puede contribuir a lograr mayores éxitos y placer en la práctica del deporte.

mejor
RENDIMIENTO

En varios deportes, desde los primeros entrenamientos nos invitan a que nos esforcemos una y otra vez, lo que puede provocar una tensión muscular excesiva. Estamos sometidos a una enorme presión, que en caso de persistir, puede interferir con nuestros mecanismos naturales. Esto, a su vez, en algunas ocasiones, puede dar como resultado que abandonemos del todo nuestro deporte favorito. Con frecuencia resulta difícil, en un principio, renunciar a nuestra forma habitual de esforzarnos. La técnica Alexander le enseñará cómo. Quedará asombrado al comprobar cómo un estilo más sencillo y más fluido puede producir los mismos o mejores resultados con menos esfuerzo.

LA IMPORTANCIA DE LA INHIBICIÓN

Las personas de las sociedades no industrializadas, a menudo, parecen ser capaces de realizar con gran facilidad tareas que requieren un esfuerzo duradero porque no están «orientadas a los objetivos» durante la actividad, de la misma manera que lo hacemos en la sociedad occidental. Ellos economizan la energía utilizando la mínima que la tarea requiere, sin desperdiciar ni una gota en tensiones relacionadas. Esto es exactamente lo que la técnica Alexander trata de conseguir.

Para muchas personas involucradas en el deporte, la idea de no estar orientado a los objetivos va en contra de todo lo que les han enseñado en casi cualquier aspecto de sus vidas. Sin embargo, querer conseguir una meta, y, al mismo tiempo, mantenerse indiferente a ella, es el secreto del éxito y la felicidad: y el principio básico de la técnica Alexander.

CONSCIENCIA ACTIVA

Otro de los problemas principales radica en la percepción sensorial errónea, que le proporciona información falsa sobre la posición de su cuerpo en el espacio. Este hecho puede tener un impacto sobre la actividad deportiva: si cree que está en una posición cuando en realidad está en otra, su coordinación y equilibrio quedarán afectados. Es posible que este sea el motivo por el que grandes atletas cometen errores absurdos, en especial cuando hay más presión y sus músculos están más tensos, lo que genera estrés en todo el cuerpo. Cuando los músculos sufren un sobreesfuerzo, los movimientos resultan extraños, lo que reduce las probabilidades de conseguir un buen rendimiento.

La técnica Alexander puede ayudarle a corregir los antiguos movimientos habituales que provocan estas tensiones y sustituirlos por otras maneras de moverse, más elegantes y fluidas.

EL CAMINO DEL ÉXITO

Como todo deportista sabe, también existe un importante aspecto psicológico que puede suponer la diferencia entre ganar y perder. Cuanto más tranquilo y objetivo se muestre, mayores serán sus probabilidades de éxito. Si practica la inhibición y la dirección, se dará cuenta de que su mente se encuentra en un mejor estado para enfrentarse a la presión de un evento deportivo a cualquier nivel. El secreto radica en dejar que su cuerpo se mueva con la agilidad natural que proviene de unos buenos hábitos posturales y unas maneras condicionadas de realizar las actividades. Lo más importante es disfrutar de la sensación de cada acción, porque cuando estás contento con el rendimiento de tu cuerpo, se alcanza una excelencia que no solo es gratificante para uno mismo, sino que también resulta placentera de observar.

Las siguientes páginas presentan una variedad de deportes y le muestran la forma en la que esta técnica puede ayudarle a mejorar su rendimiento.

Cuanto más tranquilo y objetivo se muestre, mayores serán sus probabilidades de éxito. Si practica la inhibición y la dirección, se dará cuenta de que su mente se encuentra en un mejor estado para enfrentarse a la presión de un evento deportivo a cualquier nivel.

GOLF

Una postura muy común en el campo de golf es la columna arqueada y las rodillas estiradas hacia atrás. Muchos golfistas son completamente inconscientes de que esta postura mientras golpean la bola puede afectar a la calidad de su juego. Un defecto frecuente en el golf es la incapacidad del jugador de mantener la vista sobre la bola, lo que resulta esencial para conseguir un golpe certero. Es muy fácil distraerse en el momento crucial y dejar que la mente divague (el mismo Alexander describió este hecho como «el hábito de la mente dispersa»).

El golfista (superior izquierda) está demasiado cerca de la bola, por lo que su estilo es muy agarrotado. Su espalda está curvada y sus rodillas están estiradas hacia atrás, lo que hace que su cuerpo esté tenso: se ha precipitado con el golpe sin pensarlo antes.

La vista frontal del golfista (superior derecha) muestra cuán desequilibrada es su postura. Su torso y su cabeza van en dirección contraria a sus piernas, por lo que su sistema muscular se tensa en exceso e interfiere con el flujo natural de su movimiento.

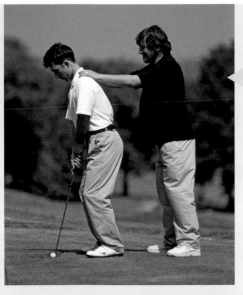

Cuando el profesor le ayuda a liberar la tensión en los músculos del cuello, el equilibrio y la coordinación del golfista mejoran. Su columna está más recta, y sus rodillas, flexionadas, con lo que estará mejor preparado para el éxito.

Advierta la diferencia en el *swing* del golfista, ahora hay mucha más energía canalizada para el *drive*. Todo su cuerpo golpea la bola, en lugar de que varias partes del cuerpo vayan en diferentes direcciones. El torso y la cabeza están ahora sobre sus piernas para que todo el cuerpo quede alineado y en equilibrio, y, gracias a ello, sus músculos no se tensan.

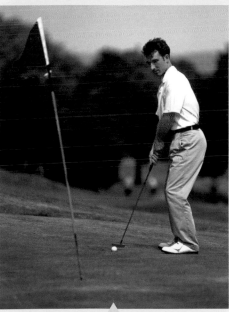

Si practica la inhibición y aplica las direcciones primarias, podrá superar los hábitos que evitan que se convierta en un golfista mejor. Será capaz de liberar y evitar el exceso de tensión en su cuerpo, que además podría provocarle una lesión. Un problema común es el «codo de golfista», que se produce por un sobreesfuerzo en la muñeca motivado por doblarla o girarla continuamente, lo que provoca dolor en la cara interior del codo. Si es consciente de lo que está haciendo, será capaz de proporcionarse las direcciones necesarias para permitir la libertad de movimiento que le ayudará a moverse con fluidez y facilidad. Resulta de especial importancia la libertad muscular en brazos y hombros. Si asiste a sesiones de Alexander, sentirá que sus hombros están mucho más sueltos, aunque «bien engrasados».

Después de algunas sesiones, el golfista es capaz de mantener la coordinación mejorada por sí mismo. Ya no se encorva sobre la bola y su cabeza está en posición en la parte superior de la columna, lo que proporciona libertad para que su cuerpo se mueva con facilidad. En un principio, es probable que esta posición le resultara muy extraña, pero con el tiempo se sentirá mucho más cómodo que con su antiguo hábito.

FÚTBOL

El fútbol es un deporte en el que las lesiones son muy frecuentes, en particular, las relacionadas con las piernas. Es necesario ser consciente no solo de su posición con respecto al balón, sino también con el resto de jugadores, sobre todo si están a punto de pasarle el balón. Para ello, como en cualquier otro deporte, la inhibición resulta esencial. Si pasa el balón de manera extraña, es probable que provoque tensión en su cuerpo, además de no dirigirlo en la dirección esperada. Solo con la pausa puede concederse el tiempo necesario para asimilar toda la información precisa para realizar un pase correcto, ya sea para marcar un gol o pasar el balón a otro jugador.

Gracias a la técnica Alexander, será capaz de lograr un sistema muscular libre que le permitirá correr, realizar pases y saltar con mayor facilidad. Esta mayor agilidad puede resultar vital en el momento de superar a sus rivales en un juego difícil.

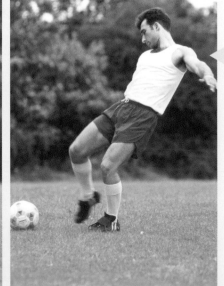

La falta de coordinación de este futbolista afecta seriamente a su juego: solo se concentra en el balón y ha olvidado por completo la atención a sus propios movimientos. En un momento está encima del balón porque se ha precipitado sin tener consciencia espacial –lo que le deja muy poco espacio para maniobrar–, y al siguiente se inclina alejándose del balón, haciendo que todos sus músculos trabajen en exceso para evitar la caída. En consecuencia, se suele encontrar desequilibrado, lo que provoca un pase falto de puntería. Este hecho, a su vez, hace que se enfade consigo mismo por fallar un tiro fácil, que también genera un exceso de tensión muscular que afecta a su juego.

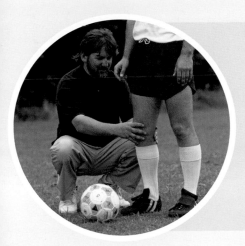

La técnica puede ayudar a liberar la tensión en las articulaciones de las rodillas, las caderas y el tobillo, de manera que al correr y al realizar los pases, el cuerpo sufra menos tensiones. El futbolista tendrá mayor capacidad de movimiento, lo que mejorará su estilo de juego.

Después de asistir a una serie de sesiones de Alexander, el futbolista aprenderá prácticamente cómo la cabeza guía todos los movimientos. Al aplicar los sencillos principios de inhibición y dirección, se cansará mucho menos al final de un partido y golpeará el balón con mucha más potencia y exactitud. Pronto, al ser más consciente de sus movimientos, mejorará su control sobre el balón y sobre sí mismo.

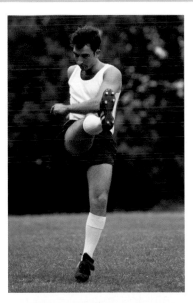

Esta jinete está demasiado inclinada hacia delante y sujeta las riendas con tensión excesiva porque tiene miedo de caer. Como resultado, su espalda está curvada, lo cual desalinea su cuerpo y evita que el peso se distribuya de manera uniforme en la silla. Resulta interesante observar que cuando la jinete deja caer la cabeza y se inclina hacia delante, el caballo también inclina la cabeza, lo que afecta a la acción del animal.

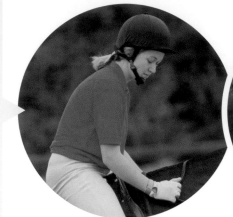
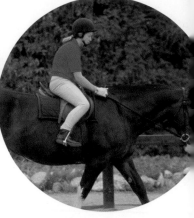

EQUITACIÓN

El profesor de técnica Alexander realiza un pequeño cambio en la postura de la jinete llevando la cabeza hacia la parte superior de la columna y ayudando a esta a estirarse, lo que libera tensión muscular y alinea el cuerpo. La percepción errónea de sí misma se corrige para que sea más consciente de la manera de sentarse en la silla.

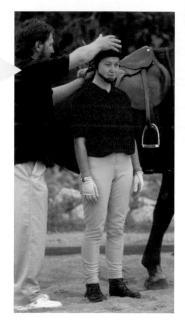

Los jinetes suelen emplear la técnica Alexander porque su postura afecta al rendimiento del caballo. Este responde de inmediato a los movimientos del jinete, y cuanto más equilibrado sea el jinete, más graciosa y eficiente será la respuesta del caballo. He enseñado a varios jinetes que se quejaban porque les resultaba difícil que el caballo los obedeciese –solían culpar al caballo sin tener en cuenta que su propia postura podría estar interfiriendo con el movimiento del animal–. Una de mis alumnas decía que su caballo nunca seguía una línea recta, pero después de unas cuantas lecciones se dio cuenta de que ella estaba sentada de una forma descentrada, lo que hacía que su caballo se moviera hacia la derecha. Cuando fue capaz de corregir su postura, el caballo hizo lo que ella había intentado hacer antes.

Si asiste a sesiones de Alexander, mejorará su confianza, que podrá transmitir al caballo, que sabrá de manera instintiva quién «está al mando». Esto resulta de vital importancia cuando se trata de controlar al animal. Además, si se cae del caballo, es menos probable que sufra lesiones si sus músculos están relajados y no en un estado de tensión debido al miedo o la ansiedad.

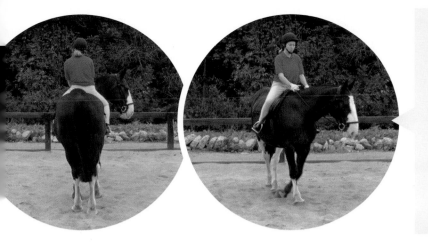

Si el jinete se inclina hacia un lado, el caballo hará lo mismo para seguir esa misma dirección. Como la mayoría de nosotros tenemos una percepción sensorial errónea de nosotros mismos, esta jinete cree que está recta cuando en realidad no es así. Su postura desequilibrada también implica que tiene más riesgo de caer si el caballo realiza un movimiento inesperado.

Después de las sesiones de Alexander, la jinete se sienta más recta, su espalda está más alargada, y su cabeza, situada en la parte superior de la columna. Cabeza, pelvis y talones están alineados, una postura que le ayudará a conseguir la mejor respuesta de su caballo. El caballo y la jinete se mueven ahora como una sola entidad de forma más fluida. Advierta que debido a que la cabeza de la jinete está adelantada y levantada, en respuesta, la cabeza del caballo también se eleva.

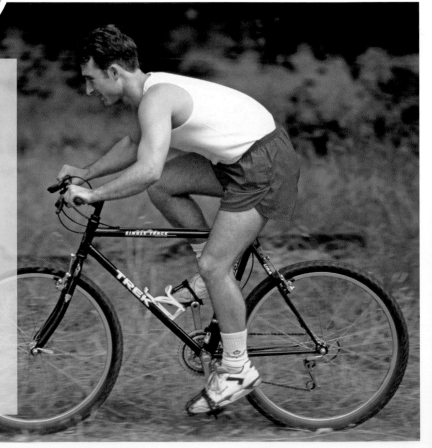

CICLISMO

Muchos ciclistas sufren problemas de cuello, hombros y espalda. A menudo se debe a que se encorvan sobre el manillar, lo que hace que realicen un esfuerzo para tirar la cabeza hacia atrás para poder ver dónde van. Esto resulta especialmente cierto en las carreras, donde se suelen utilizar manillares bajos, pero también puede ser el resultado de un ajuste incorrecto del sillín y el manillar, que puede provocar que el ciclista se tense por el simple hecho de llegar a los pedales.

El ciclismo puede ser un deporte placentero y beneficioso, pero muchas veces el deseo del ciclista de ser cada vez más rápido estresa al cuerpo hasta un punto en el que los músculos y las articulaciones se resienten; este daño puede no aparecer enseguida. Con un poco de reflexión sobre la forma de utilizar su cuerpo mientras monta en bicicleta podrá practicar este deporte de manera más eficiente. Es necesario que sea consciente de su postura para que pueda dirigir su cuerpo y ayudarle a liberar cualquier tensión que pudiera haber acumulado.

Este ciclista sufre una seria tensión en el cuello mientras persevera por ganar la carrera, también puede apreciar el esfuerzo en su mandíbula y los músculos faciales. Está tan orientado al resultado que no dedica ningún pensamiento a cómo utiliza su cuerpo. Los dolores y molestias musculares serán frecuentes si esta tensión persiste, lo que podría conducirle a abandonar el ciclismo.

Este ciclista se inclina hacia delante y hacia abajo en un intento por ser más aerodinámico, aunque su cabeza se estira hacia atrás para ver el camino. Esto imprime una tensión enorme en su cuello y columna, lo que puede producir dolores y molestias en la parte superior de la columna. Si suele circular así, este hábito puede estar presente sin estar montando en bicicleta.

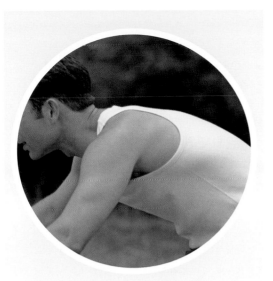

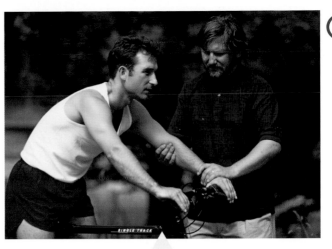

La posición que adopta este ciclista le obliga a curvar la espalda, y si continúa practicando el ciclismo de esta manera es muy probable que comience a sufrir problemas de columna.

Después de asistir a sesiones de Alexander será capaz de liberar las tensiones del cuerpo y liberar las articulaciones, consiguiendo así una mayor libertad de movimiento. Su profesor también puede aconsejarle si debe subir la altura del sillín y el manillar; con frecuencia, la gente imprime esfuerzos innecesarios sobre su cuerpo por el simple hecho de no haber ajustado la bicicleta a sus propias necesidades.

Después de las sesiones dentro y fuera del circuito ciclista, advertirá que requiere mucho menos esfuerzo para circular y lograr mejores resultados. Este ciclista monta de una manera totalmente distinta: su espalda está mucho más recta y su cabeza se suelta hacia delante y hacia arriba por encima de su columna.

Correr (*running*) se ha convertido en un deporte muy popular hoy en día, con muchas personas que se esfuerzan al límite por ser más rápidas o llegar más lejos. Sin embargo, muy pocas reflexionan sobre su manera de moverse, y resulta fácil observar modos muy peculiares de correr: los pies separados, el tórax elevado, los talones hacia atrás y los brazos y los hombros tensos. Las formas extrañas de correr que muchos adoptan están destinadas a generar tensiones musculares que en ocasiones pueden acabar dando lugar a lesiones: los músculos sometidos a un sobreesfuerzo producen esguinces o espasmos musculares, y más adelante en la vida, la persona puede desarrollar artritis de cadera, rodilla y tobillo (por ejemplo, «la rodilla del corredor» es un problema frecuente). Si los corredores se esfuerzan en exceso, pueden

CORRER

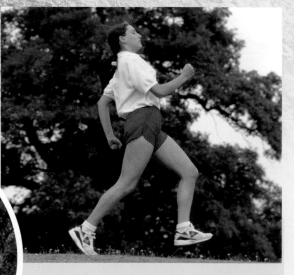

Esta corredora se inclina hacia delante y hacia abajo, y como resultado no mira por dónde va. Por este motivo, su columna tiene pocas posibilidades de actuar como soporte para su cuerpo, así que los músculos que deberían estar libres para el movimiento en realidad se encuentran en tensión.

Esta corredora está inclinada hacia atrás, y el resultado es que corre menos. No es en absoluto consciente de ello y tal vez se sorprendería al ver esta fotografía de sí misma. Sus brazos están tensos para poder mantener el equilibrio, y exagera su movimiento para poder impulsarse hacia delante.

comenzar a sufrir dolores de espalda, cuello o alteraciones mucho más serias en casos extremos.

Con la gracia y el equilibrio que se pueden conseguir al practicar la técnica Alexander, correr puede convertirse en un placer, y no en una prueba de resistencia, que es en lo que se ha convertido para muchas personas. De todos los deportes, correr tal vez sea el más natural de todos, ya que ejercita todos los músculos del cuerpo, y cuando desaparece la tensión que aporta la competición, la sensación de sentir que todo su cuerpo se mueve de forma libre y fluida le recordará por qué decidió dedicarse a este deporte.

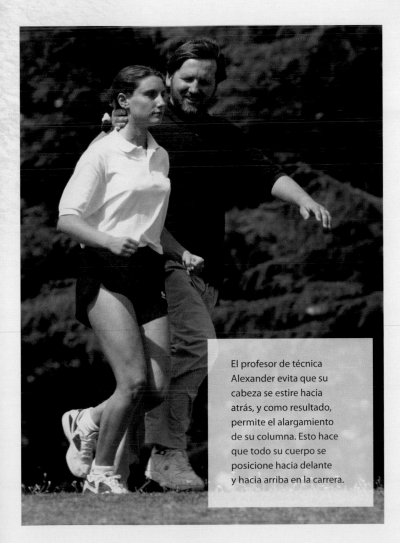

El profesor de técnica Alexander evita que su cabeza se estire hacia atrás, y como resultado, permite el alargamiento de su columna. Esto hace que todo su cuerpo se posicione hacia delante y hacia arriba en la carrera.

Después de algún tiempo, será capaz de captar la sensación de libertad por sí mismo, y no solo podrá correr con más rapidez y durante períodos más largos, sino que su carrera adquirirá nuevas dimensiones. Es posible que sienta sus articulaciones «engrasadas», y se moverá con una nueva sensación de libertad y gozo que no había sentido desde la infancia. La postura de esta corredora es ahora más erguida: la columna soporta la cabeza, y el torso, los brazos y los hombros quedan libres para moverse de manera fluida. Como resultado, su forma de correr es más elegante, e incluso es posible que su velocidad se incremente sin ningún esfuerzo por su parte.

BILLAR

Jugar al billar americano o inglés también puede causar problemas, aunque es menos estresante que otros muchos deportes. Algunas de las posiciones que deben adoptar los jugadores pueden someter al cuerpo a una tensión excesiva, ya que deben estirarse o flexionarse para alcanzar la bola. Si son capaces de alargar los músculos, los jugadores contarán con nuevas formas de liberar tensiones mientras hacen sus tiradas. Es probable que su juego se torne más exacto, ya que mejorará la consciencia sobre las posiciones que provocan la tensión en el cuerpo.

El problema principal al jugar al billar americano o inglés es la retracción hacia atrás de la cabeza, que a menudo puede interferir con el control primario del cuerpo. Tiene el efecto de causar una percepción sensorial errónea de la cantidad de tensión muscular en el cuerpo, que, a su vez, evita la fluidez de movimiento en las articulaciones, tan necesaria para un buen juego. Muchos jugadores de billar quedan asombrados al comprobar la mejora en la exactitud de sus tiradas una vez han liberado la tensión muscular de la que antes no eran conscientes.

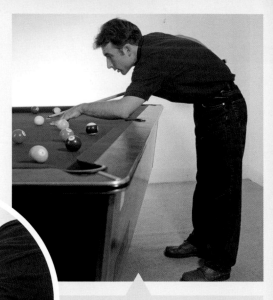

Esta es una postura típica que suelen adoptar muchos jugadores. Las piernas están tensadas hacia atrás, haciendo que la columna se doble, lo que implica una gran tensión en los músculos de la espalda.

Un examen cuidadoso de los hombros y la cabeza revela que esta se estira hacia atrás con gran fuerza, lo que comprime muchos de los discos intervertebrales. Si esta posición se adopta de manera regular, en el futuro podría provocar lesiones de cuello y espalda. Esta tensión también puede producir tiradas poco acertadas, ya que los hombros y los brazos no pueden moverse con libertad.

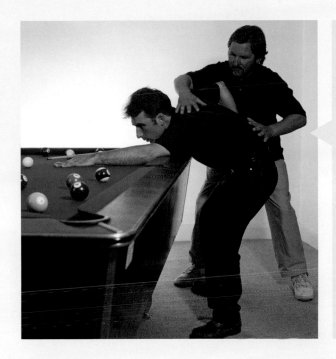

Al alargar la espalda y flexionar las rodillas, el jugador aprende nuevas maneras de doblarse, que, por otro lado, implican menos tensiones para el sistema musculoesquelético. En consecuencia, los músculos del cuello también están menos tensos, lo que afecta a la relación entre la cabeza, el cuello y la espalda. Al doblar las articulaciones de la rodilla, el tobillo y la cadera, la curva de la espalda resulta menos exagerada y, como resultado, no se ejerce tanta fuerza como para que la cabeza se estire hacia atrás.

Después de un tiempo, el jugador se acostumbra a esta nueva manera de jugar. Ahora son las articulaciones de la cadera, la rodilla y el tobillo las que le ayudan a bajar su posición y mantienen su espalda estirada, lo que reduce la tensión nociva en el cuello.

Al colocar un pie detrás del otro, todo el cuerpo se apoya mejor, hecho que permite una mayor libertad de movimiento. Como resultado, es muy probable que el juego mejore de forma impresionante, ya que ahora es capaz de hacer sus jugadas con mayor exactitud.

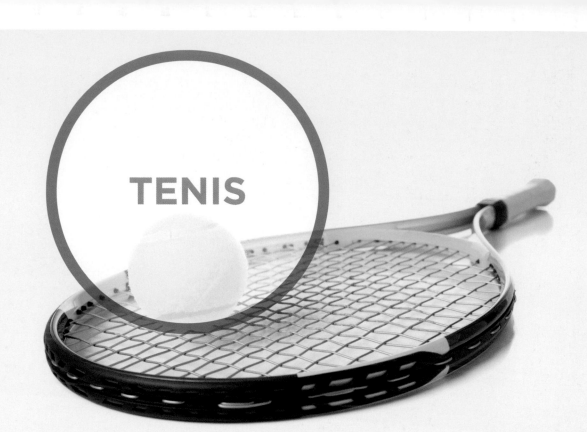

TENIS

Las sesiones de técnica Alexander no reemplazarán a su profesor de tenis, pero al contar con ayuda para liberar la tensión muscular, su cuerpo responderá con mayor facilidad y rapidez, con lo que su juego mejorará de manera natural. Sabrá conscientemente cuándo sujeta la raqueta con demasiada fuerza: lo que provoca golpes fallidos o puede causar tensión en los músculos de la muñeca, el codo o el brazo. Esta sujeción excesiva de la raqueta, o utilizar la muñeca de un modo incorrecto para algunos golpes, en particular el revés, suele ser responsable del «codo de tenista». Este produce dolor en la parte exterior del codo, y el dolor puede agudizarse al realizar algunos movimientos.

Pausar antes de actuar le ayudará a sentir que tiene más tiempo para reaccionar positivamente a la pelota que se acerca, ya que será menos probable que corra y malinterprete el golpe de su oponente. Aunque con frecuencia parece que no hay tiempo suficiente para pensar antes de golpear la bola, todo lo que necesita es concederse un instante para darse cuenta de sus acciones y así poder dirigirse de manera consciente antes de realizar la jugada. A medida que aumente su capacidad para liberar el sistema muscular, más fluidos serán sus golpes y pronto se dará cuenta de que llega con facilidad a devolver golpes que antes habría fallado (*véase* también página 98). Asimismo, es muy importante ser consciente de su postura mientras espera que su oponente devuelva la bola. Debería flexionar las articulaciones de la rodilla y la cadera, y todo su cuerpo debería estar en equilibrio. Alexander la denominaba «la posición de la ventaja mecánica», ya que el cuerpo puede responder con más rapidez al estar en un estado de alerta. Y se sentirá más preparado para el efecto que su oponente pueda imprimir a la pelota.

La mejora de la confianza en su propia capacidad de juego también desempeña un papel psicológico importante para ganar.

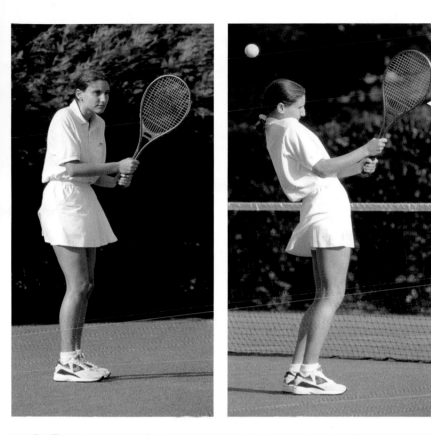

Si se concentra en lo que hace su oponente, es posible que no sea consciente de que se encuentra en una postura inadecuada para recibir la bola. Sus rodillas deberían estar flexionadas y debería apoyarse en los dedos de los pies, a punto para moverse en cualquier dirección. Advierta cómo esta jugadora tensa los músculos del cuello en su intento por conseguir el éxito.

Cuando la bola vuelve, usted puede estar en desequilibrio, y como resultado, su sistema muscular estará más preocupado por mantenerle de pie que por devolver la pelota por encima de la red. Esto genera tensión, en particular, en el cuello, la espalda y las piernas. El resultado casi siempre será un fallo para lograr lo que sabe que es capaz de hacer y, si juega una y otra vez bajo tanta presión, tal vez perderá el juego.

Aquí, el profesor intenta que el control primario (la relación dinámica de la cabeza con el cuello y la espalda) responda como debería. Todo el cuerpo de la jugadora quedará más libre y será capaz de adoptar una posición adecuada, a partir de la cual devolverá la pelota con mayor facilidad.

Si sujeta la raqueta de tenis con más tensión de la necesaria, es probable que golpee la pelota de manera inadecuada o con demasiada fuerza y, por tanto, caerá fuera de la pista. Por el simple hecho de ser consciente de cómo sujeta la raqueta, mejorará esta acción: sus manos se relajarán cuando se libere la tensión de los dedos y las muñecas.

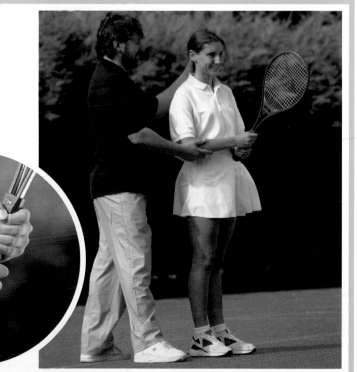

Incluso la manera en la que se sienta entre un juego y otro puede afectarle: sentarse de esta manera puede hacer que sienta cansancio o letargo al volver a la pista, porque su cuerpo no está obteniendo el descanso que necesita. Si su espalda está encorvada y bajo tensión, tendrá que empujar la cabeza y el cuello hacia delante para observar lo que ocurre a su alrededor.

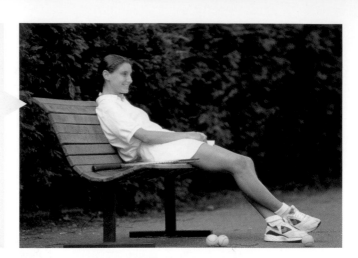

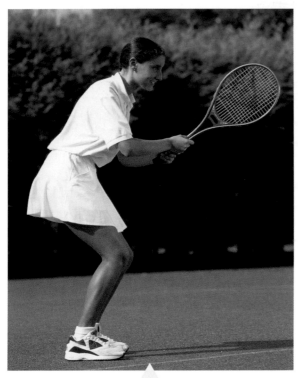

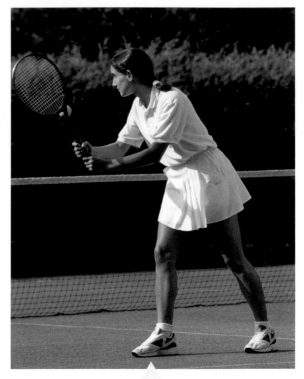

Esta es la mejor postura cuando se prepara para recibir el servicio de su oponente. Una postura ligeramente en cuclillas (Alexander la denominó «la posición de la ventaja mecánica») incrementa la gama de movimientos posibles al devolver la bola, además de promover el estado de alerta. Advierta cómo la cabeza de la jugadora está alineada con la columna y sus hombros no están encorvados, lo que le permite la libertad de movimiento necesaria para devolver el servicio al máximo de su capacidad.

Si piensa que su cabeza es la que guía y que su espalda se alarga, tendrá más agilidad y, por tanto, es más probable que devuelva golpes que antes habría fallado. También será capaz de conseguir un juego más fluido y uniforme, además de no sentirse tan frustrado al fallar un golpe.

NO SEA DEMASIADO DURO CONSIGO MISMO

El éxito se alcanza cuando la mente está en paz y su crítico interior no le dice que debe mejorar o le castiga por el error que cometió hace cinco minutos. Los momentos en los que el deporte resulta más gratificante son aquellos en los que se requiere solo un pequeño esfuerzo para conseguir la más exigente de las acciones, y cuando sencillamente siente el flujo natural que le ayuda a superar su rendimiento habitual. Esto, a su vez, le aporta mayor confianza para realizar el siguiente movimiento sin esfuerzo. Si observa a los grandes atletas, con independencia de que practiquen patinaje sobre hielo, atletismo, billar o fútbol, advertirá que parecen realizar sus acciones expertas con una facilidad extraordinaria –parecen espontáneos y naturales. Este estado de espontaneidad es difícil de lograr, aunque es posible cultivar este sentimiento solo si dejamos de intentarlo con tanta insistencia y «dejamos que ocurra». En el prefacio del libro de Eugen Herrigel, *Zen en el arte del tiro con arco*, D. T. Suzuki describe los efectos de una mente ocupada sobre el tiro con arco:

> *«En cuanto reflexionamos, deliberamos y conceptualizamos, perdemos el inconsciente original y un pensamiento interfiere. […] El ser humano es un junco pensante, pero sus grandes trabajos se consiguen cuando no calcula y piensa».*

Muchas personas practican deportes para conseguir un estado superior de consciencia en lugar de ganar trofeos (a excepción, quizás, de los deportistas profesionales). Con independencia de su deporte, puede existir un momento durante la actividad en el que alcance la quietud, en que su mente sobreactivada se tranquilice y el único lugar sea «aquí» y el momento sea «ahora» –nada existe fuera del momento presente. Alcanzar el momento en el que se experimenta un sentimiento indescriptible de unidad: el corredor se funde con los elementos; el tenista siente que la raqueta es una

extensión de su propio brazo; el jinete y el caballo se interrelacionan tanto que se mueven como una sola entidad; el surfista mantiene la postura correcta y el delicado equilibrio para salvar la fuerza de las olas; y el esquiador desciende la pendiente a una velocidad increíble realizando las acciones perfectas en el momento preciso sin pensarlo ni esforzarse. En este estado mental, su crítico interno queda silenciado y ya no le preocupa si gana o pierde: tan solo experimenta una sensación de felicidad y conexión total con el momento presente. La técnica Alexander le ayuda a ser consciente de los hábitos que interfieren con este flujo perfecto, y gracias a una no interferencia gradual, podemos conseguir que ese sentimiento se manifieste.

Los mismos principios se aplican a los juegos menos activos, como el ajedrez o el antiguo juego oriental del go, donde el auténtico triunfo sobre los obstáculos tiene lugar en las mentes de los jugadores y no en el tablero. En ambos juegos, el éxito se obtiene cuando se ejercita la inhibición y se eliminan el pánico y la «orientación al objetivo»; solo entonces prevalecerá la paz interior y se revelará la auténtica excelencia del jugador.

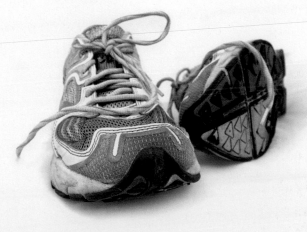

EMBARAZO Y PARTO

• • • • • • • • • • • • • • • • • • • •

«Cuanto mayores sean los logros de una mujer en sus funciones femeninas naturales, de manera consciente y deliberada, en particular durante el embarazo, durante el nacimiento de su hijo y con su alimentación, mayor será su aprendizaje, tanto intuitiva como conscientemente. Cuanto más se aprecie a sí misma al hacerlo, con mayor intensidad irradiará esta autoestima a sus hijos y los demás (su esposo, sus otros hijos y la sociedad)».

Dr. William Hazlett

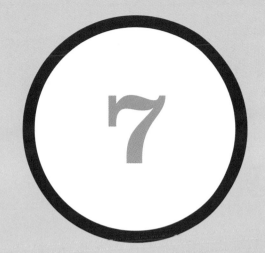

La técnica Alexander puede suponer una gran ayuda durante el embarazo y el parto, porque son los momentos en los cuales el cuerpo de una mujer sufre los mayores cambios durante su vida adulta. La técnica puede ayudar a contrarrestar los problemas posturales que el embarazo acentúa, aliviando el dolor y ayudándole a sentir menos cansancio. También le permite tomar decisiones sobre el nacimiento con mayor facilidad y llevar a cabo tareas prácticas de manera controlada una vez que nazca su hijo. Por ejemplo, la técnica le enseña a levantar y cargar a su hijo sin someter a sus músculos y articulaciones a una tensión excesiva, lo que le ayuda a evitar problemas de cuello y espalda. Su hijo también se beneficiará de su paz y receptividad a sus necesidades, lo que redundará en un niño más feliz.

AYUDA PARA USTED y para su bebé

Una aplicación mucho más especializada de la técnica Alexander está enfocada en el embarazo y el parto. Muchas mujeres no son conscientes de que la técnica puede tener un gran valor en esta etapa de su vida, y que puede practicarla durante todo el embarazo, el parto, e incluso al cuidar a su bebé. Los hábitos posturales nocivos que adoptan muchas personas, como inclinarse hacia atrás adelantando las caderas y arqueando la espalda, y como consecuencia, proyectando la cabeza hacia delante, suelen acentuarse durante el embarazo, como puede observarse con facilidad en el modo en que las mujeres embarazadas se sientan y están de pie. Estas posturas suelen provocar dolor de espalda crónico y fatiga generalizada, y gran parte de ellos podrían evitarse con la técnica Alexander.

Además de los aspectos físicos con los que la técnica puede ser de utilidad, existen otras cuestiones menos obvias, pero asimismo importantes en lo que concierne a la toma de decisiones conscientes y con conocimiento durante el embarazo y el parto. Sin embargo, resulta frecuente en las sociedades occidentales que muchas de estas decisiones muy personales no sean tomadas por los padres de manera rutinaria. Alexander consideró esta técnica en sus inicios como la clave que permitiría a las personas el ejercicio de la libertad de elección sobre sus vidas, y hay que realizar muchas decisiones cruciales durante este período tan importante.

También resulta importante reconocer que cada mujer tiene sus propias experiencias distintas durante el embarazo y, en especial, durante el parto, por lo que hay que seguir muy pocas fórmulas para conseguir «el nacimiento perfecto». El secreto radica en estar lista para cualquier cosa, ya que la fuerza de la naturaleza resulta formidable e impredecible; en cuanto comienza el proceso, resulta más fácil trabajar con él que en su contra.

EMBARAZO

Algunas comadronas afirman que a menudo pueden predecir si el parto será fácil o difícil por la actitud general de la futura madre; cuanto más relajada y despreocupada esté, más aumenta la probabilidad de que experimente un parto sin complicaciones. Si asiste a clases de Alexander durante, o inmediatamente antes del embarazo, estará más preparada, tanto física como mentalmente, para una de las experiencias más increíbles de su vida. Si sufre ansiedad o tensión, la técnica le resultará de gran ayuda para eliminar los miedos y la aprensión sobre el parto y la maternidad en sí. Una mayor consciencia de su cuerpo, tanto física como emocionalmente, junto con el hecho de que su cuerpo esté sufriendo de manera natural unas alteraciones enormes y rápidas, contribuyen al proceso de cambio que la técnica Alexander intenta implementar. En esta etapa de su vida, más que en cualquier otra, será capaz de comprender y abandonar con más facilidad unos hábitos indeseados.

El aumento de peso del feto, la placenta y el fluido amniótico (el fluido protector que rodea al feto durante su crecimiento) suele ser de unos 5,5 kg, pero el aumento de peso general puede llegar a ser entre dos y tres veces esta cifra. Esto variará de una mujer a otra, pero el incremento medio de peso durante el embarazo oscila alrededor de los 12,5 kg. Este aumento tiene, obviamente, un efecto importante en su manera de moverse, sentarse y permanecer de pie.

Alexander consideró esta técnica en sus inicios como la clave que permitiría a las personas el ejercicio de la libertad de elección sobre sus vidas, y hay que realizar muchas decisiones cruciales durante este período tan importante.

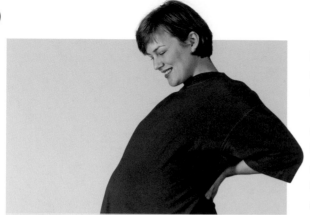

Los hábitos inconscientes suelen magnificarse durante el embarazo debido a las tensiones adicionales a las que se ve sometido su cuerpo.

Un ejemplo frecuente de este hecho resulta evidente en la tendencia de las mujeres embarazadas a inclinarse hacia atrás mientras están de pie: a menudo no son ajenas al hecho de que están arqueando la espalda y adelantando las caderas, lo que inevitablemente conduce a un desequilibrio y a una tensión que afectan al cuerpo en su totalidad. El aumento de peso del vientre provocará la exageración de este hábito, haciendo que la parte inferior de la columna se comprima y que aumente el riesgo de sufrir dolores de espalda severos. Esta inclinación hacia atrás resulta tan habitual en nuestra sociedad occidental que muchas mujeres sufren dolor de espalda crónico de manera innecesaria durante el embarazo.

El dolor de espalda resulta muy frecuente, en especial en los últimos meses del embarazo. A medida que crece el feto, hay más peso en el frente, y la mayoría de mujeres lo compensan inclinándose hacia atrás; esto provoca un adelantamiento de la pelvis y un arqueamiento de la zona lumbar. La tensión excesiva en la espalda es responsable de la percepción errónea de que está bien erguida.

Para ayudar a aliviar el dolor de espalda resulta frecuente que las mujeres embarazadas se inclinen sobre una cadera, lo que solo aporta un alivio temporal, pero afecta de manera adversa al alineamiento corporal. Esta postura ejerce demasiada presión en la articulación de la cadera y provoca una sobrecarga general del sistema muscular, que es posible que desencadene el dolor de espalda.

Incluso en reposo es frecuente que muchas mujeres embarazadas se hundan al sentarse, lo que agrava aún más el dolor de espalda. Cuando sienten dolor suelen tensar todos los músculos, y esto puede afectar al movimiento del feto. Esta mujer intenta ponerse cómoda apoyándose en la silla, pero esta posición no permite que la columna soporte el cuerpo. También empuja el cuello hacia delante, lo que provoca tensión en los músculos del cuello.

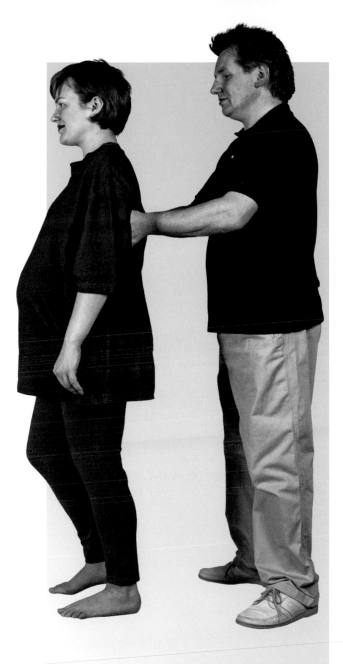

Todo el equilibrio y el centro de gravedad del cuerpo se reajustan una y otra vez mientras el feto crece. Con la ayuda de un profesor de Alexander, podrá reajustar su equilibrio para acomodar el peso adicional y minimizar las tensiones en su cuerpo. Aquí, el profesor está enseñando a la mujer a alargar los músculos frontales de su cuerpo para que la columna vertebral quede recta y así más alineada para soportar el peso de la cabeza.

Con el peso del feto en desarrollo, muchos de los músculos de la parte frontal del cuerpo se someten a mucha mayor tensión, lo que provoca un acortamiento que produce una sensación de «estiramiento hacia abajo». Para compensar esta sensación, muchas mujeres suelen arquear la curva lumbar, lo que desequilibra todo su cuerpo. Durante las lecciones aprenderá a liberar esta tensión muscular, lo que le proporcionará una sensación de alargamiento y liberación de los músculos frontales y traseros. Incluso puede llegar a crecer cuando su columna se alargue y se refuerce, lo que le ayudará a sostener a su bebé con menos esfuerzo. Después de unas cuantas clases, estos músculos mejorarán su efectividad para soportar el peso adicional del vientre en desarrollo, hecho que le conferirá una sensación de ligereza y alivio crecientes. Esta mayor comodidad que experimentará mientras continúa con sus actividades

Las sesiones de técnica Alexander le ayudarán a moverse de una manera diferente, para que se sienta lo más cómoda posible durante el embarazo. Aquí, el profesor ayuda a alargar y ensanchar la espalda, para que los músculos no tengan que trabajar tanto. Esto produce una sensación de ligereza sobre el cuerpo y ayuda a moverse con mayor facilidad.

cotidianas le aportará una mayor sensación de bienestar, y esto le ayudará a afrontar los enormes retos mentales y emocionales que está experimentando.

POSICIONES DE DESCANSO

Durante el embarazo resulta esencial descansar el máximo tiempo posible, incluso en los primeros meses, ya que es el período en el que los abortos resultan más frecuentes. Durante los primeros meses le resultará útil estirarse en la posición semisupina que se describe en el capítulo 5, ya que es una de las mejores para el descanso del cuerpo. Permite el alargamiento de la columna, a la vez que relaja los músculos demasiado tensos. Así, el feto contará con más espacio para desarrollarse, y usted, a su vez, tendrá más capacidad para respirar profundamente, lo que a menudo puede realzar la sensación de paz y tranquilidad. No obstante, a medida que el embarazo progrese, existen ciertos

PONERSE CÓMODA EN LA POSICIÓN SEMISUPINA

- Utilice un cojín en lugar de libros para apoyar la cabeza (compruebe que el cojín tenga una altura similar).
- Recuéstese sobre una superficie más acolchada para mejorar la comodidad (unas mantas o un edredón resultan ideales).
- Coloque las piernas sobre una silla o sofá (*véase* abajo).
- Como alternativa, estírese y ponga las piernas contra la pared. (Para ello, debería estirarse sobre la espalda con las nalgas justo contra la pared; las piernas deberían estar rectas y alineadas con la pared; también puede separarlas si lo desea).

Una buena posición de descanso durante el embarazo consiste en estirarse en el suelo de espaldas con las piernas sobre una silla. Así, aliviará el dolor de espalda y cualquier tensión que pudiera haberse acumulado en la zona pélvica, ya que reduce la presión que ejerce el feto hacia abajo.

Esta es otra postura adecuada de descanso que puede resultar cómoda a medida que avance el embarazo. Si emplea almohadas para apoyar la cabeza y la pierna, liberará tensión, lo que hará que su espalda se alargue y ensanche. También puede adoptar esta postura para dormir.

pasos que puede seguir con el fin de obtener cierta comodidad adicional al estirarse en la posición semisupina (*véase* página anterior).

En las últimas etapas del embarazo, puede que le resulte incómodo, e incluso doloroso, recostarse sobre la espalda –es la manera que tiene el cuerpo de indicarnos que esta postura ya no es adecuada. Tumbarse sobre un costado con las rodillas dobladas puede resultar útil en esta etapa. Al estirarse en la posición semisupina durante los últimos tres meses de embarazo, existe la posibilidad de que el peso del feto comprima la vena cava inferior, uno de los principales vasos sanguíneos que transporta la sangre de las piernas hacia el corazón. En ocasiones, puede reducir el flujo de sangre hacia la placenta, y si ocurre, comenzará a sentirse débil o con náuseas, de modo que es mejor evitar la postura semisupina en los últimos tres meses. *Recuerde:* siempre escuche a su cuerpo, él le dará la mejor respuesta.

CÓMO CAMBIA EL CUERPO

Existen otros dos acontecimientos importantes que tienen lugar durante el embarazo. El primero es que la placenta libera las hormonas progesterona y relaxina, cuya función es conferir mayor elasticidad a los tejidos conjuntivos y ligamentos del cuerpo. De esta manera, las articulaciones de la columna y la pelvis se vuelven más flexibles para prepararse para el alumbramiento. La segunda es el enorme aumento en el contenido de fluidos en los tejidos del cuerpo, con lo que los músculos se tornan más flexibles. Debido a estos cambios, su cuerpo se vuelve mucho más flexible, y muchas mujeres son conscientes de que su cuerpo es mucho más flexible de lo habitual (otra razón por la que las lecciones de Alexander durante el embarazo a menudo pueden tener un mayor efecto que en cualquier otra etapa de su vida).

Asimismo, debe ser consciente de que debido a estos cambios en el sistema corporal, será más vulnerable a las lesiones, y debe tener más cuidado en no estresar su cuerpo, sobre todo al trabajar o realizar ejercicios enérgicos.

LOS BENEFICIOS DE ACUCLILLARSE

Acuclillarse es otra de las posturas útiles que debe practicar durante el embarazo y como preparación para el parto. En esta posición, la pelvis se abre a su máxima expresión y la fuerza de la gravedad ayudará en el proceso del parto, aunque también tiene otros beneficios durante el embarazo.

Si considera que sentarse en cuclillas es difícil, pruebe una manera más superficial (*véase* página siguiente) y compruebe que no ejerce una tensión excesiva durante el proceso; acuclillarse del todo será más fácil a medida que lo vaya practicando.

Debido a la elasticidad adicional de los músculos, podrá flexionarse con mayor facilidad, y su profesor de Alexander le ayudará a sentarse y levantarse con el menor esfuerzo posible. También le permitirá conservar el equilibrio mientras está acuclillada, lo que resulta esencial para estar cómoda y para eliminar la tensión muscular. Acuclillarse es una buena idea como parte natural de sus actividades cotidianas, para que cuando llegue el día del parto pueda ser capaz de mantener la posición con más facilidad.

EJERCICIOS EN CASA

La mayoría de los profesores de técnica Alexander no son partidarios de realizar algunos ejercicios físicos, ya que tan solo refuerzan los hábitos. Sin embargo, los movimientos naturales como caminar, correr y nadar resultan beneficiosos, ya que ejercitan el cuerpo en su totalidad

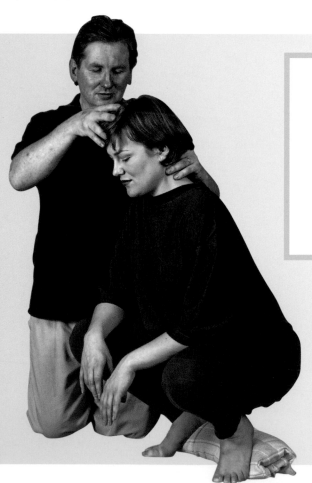

BENEFICIOS DE ACUCLILLARSE

- Descarga las articulaciones de la cadera, lo que mejora la movilidad.
- Ayuda a soltar y abrir los músculos del suelo pélvico.
- Aporta alivio al reducir hacia abajo la presión que ejerce el feto, sobre todo en las últimas etapas de la gestación.
- Ayuda a respirar con mayor libertad y facilidad.

Su profesor de Alexander le guiará en movimientos como sentarse en cuclillas, que resultarán beneficiosos durante el embarazo y el parto, para no generar sobreesfuerzos al practicarlos usted sola. Puede resultarle útil colocar un cojín detrás de sus pies para sentirse más equilibrada. El profesor se asegura de que esta mujer libere su cuello y mantenga la cabeza en posición adelantada y levantada, de forma que la columna pueda alargarse.

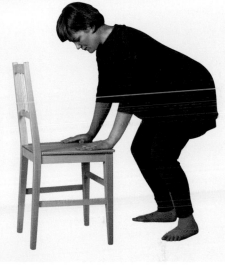

Acuclillarse con su pareja o utilizando una silla como soporte a lo largo del embarazo puede resultar de utilidad para relajar los músculos del suelo pélvico. Estos son los músculos que se desgarran con frecuencia durante el parto, así que al liberarlos, minimiza las posibilidades de que esto ocurra. El hecho de acuclillarse durante el parto también puede permitirle que este se desarrolle de una forma más sencilla y rápida.

Durante las lecciones también le enseñarán a sacar el máximo partido de diversas posturas de descanso que ayudan a liberar la tensión y a reforzar la espalda, y así poder estar preparada para el parto. Aquí, el profesor ayuda a la mujer a alargar la espalda para que pueda soportar el peso del cuerpo con mayor efectividad.

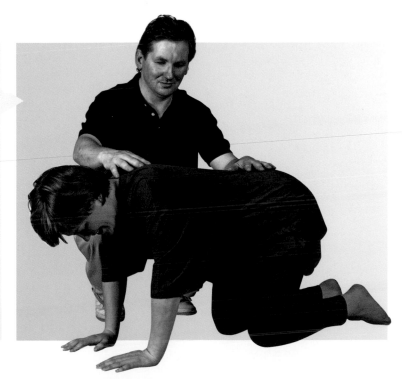

y no únicamente algunos músculos en particular. Existe una serie de ejercicios prenatales que puede practicar con total seguridad en casa (*véase* abajo y página siguiente), y si aplica las direcciones y libera tensión mientras los realiza, resultará mucho más beneficioso que forzar los músculos para conseguir que se estiren.

RESPIRACIÓN

La reeducación de Alexander puede ser de gran valor en esta situación. Existe un sinnúmero de ideas y teorías sobre distintas técnicas de respiración que hay que realizar durante el embarazo y el parto, y mientras que algunas pueden resultar de gran utilidad en ciertas circunstancias durante el trabajo de parto, la mayoría suele interferir con el proceso de respiración normal. Lo mejor que puede hacer para ayudar a su cuerpo durante el embarazo y el parto es ser más consciente de su respiración y permitirse terminar de espirar antes de inspirar de nuevo. Resulta sorprendente cuántos adultos han olvidado cómo respirar

con libertad; los hábitos de mantener la respiración o tomar aire bruscamente durante los momentos de ansiedad o estrés resultan muy habituales.

Durante el embarazo es muy útil practicar «la "a" susurrada», como se describe en el capítulo 4 (*véase* página 57). Vocalizar la «a» mientras relaja la mandíbula y otros músculos faciales también puede ser muy beneficioso. El secreto radica en centrarse en la espiración, ya que esta determina la entrada de aire. Es una buena idea dedicar unos cuantos minutos al día a respirar de esta manera para que, en el momento de iniciar el trabajo de parto, ya le resulte familiar y pueda realizarla sin demasiada concentración.

No debe olvidar que está respirando para dos (¡o quizá más!) y que existirán cambios en su patrón de respiración para afrontar esta situación. El feto requerirá cada vez más espacio, dejando a sus pulmones y otros órganos cada vez menos espacio para funcionar. Esto provocará un incremento en su ritmo de respiración, y advertirá

Esta posición contribuye a liberar tensión en los músculos de la cara interna del muslo. Siéntese separando las piernas, sin forzarlas, y piense en que la cara interior de sus muslos se suelta la una de la otra. El alargamiento de estos músculos puede ayudarle a dar a luz con más facilidad.

Esta es otra postura frecuente que ayuda a liberar los músculos del suelo pélvico. No fuerce la separación de sus piernas; en cambio, podría dejar que sus piernas se soltaran la una de la otra, lo que de nuevo alargará las caras interiores del muslo. Si las plantas de los pies se tocan, los músculos de la cara interior del muslo se liberarán con mayor efectividad. Compruebe que su espalda no se curve mientras permanece en esta posición.

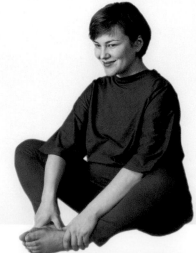

Es habitual que las mujeres embarazadas compensen el peso adicional del feto inclinándose hacia atrás desde la pelvis. Colóquese de lado frente a un espejo y levante ambos brazos frente a usted. Compruebe si arquea su espalda y adelanta las caderas tal como lo está haciendo esta mujer.

Realice el mismo ejercicio, pero cuando levante los brazos, compense el cambio de peso inclinándose hacia atrás ligeramente a partir de los tobillos y manteniendo la espalda recta. Esto le ayudará a compensar el peso adicional que lleva mientras realiza sus actividades cotidianas. Si puede ser consciente de este hecho cuando el feto crezca, evitará gran parte del dolor de espalda que muchas mujeres dan por supuesto durante los últimos meses de embarazo.

que pierde el aliento al realizar actividades como subir escaleras. Intente ser consciente de su respiración mientras permite la total expansión del aire tanto hacia el interior, cuando inspire, como hacia el exterior, de manera que inspire la máxima cantidad de aire posible sin esfuerzo. Es importante que no acelere ninguna de estas técnicas de respiración, ya que podrían interferir en detrimento de la respiración misma, anulando así el propósito de la práctica de estas técnicas.

TOMAR DECISIONES

Existe una gran controversia sobre si el entorno más seguro para dar a luz es el hogar o el hospital, pero al fin y al cabo se trata de su parto y, por tanto, debe ser su propia decisión. La libertad para elegir lo que le resulte más satisfactorio es el fundamento de la técnica Alexander. Una de las primeras decisiones que deberá tomar una vez que sepa que está embarazada es si dará a luz en el hospital o en casa, pero sin importar lo que decida, no olvide que siempre tiene el derecho a cambiar de opinión, incluso en el último momento. Para la madre, el acto de dar a luz, y para el padre, ver cómo nace su propio hijo puede ser una de las experiencias más emocionantes y hermosas, pero si no está preparada, puede resultar bastante aterradora. Este es el motivo por el que resulta crucial tomar las decisiones antes de comenzar el trabajo de parto, ya que supone una gran diferencia.

Con independencia de que el parto tenga lugar en el hospital o en casa, es importante disponer de un plan, que habrá decidido antes de comenzar el trabajo de parto. Asegúrese de que alguien presente en el parto conozca sus deseos: lo que no necesita durante ese momento es la frustración de intentar comunicar lo que quiere o deja de querer a la comadrona o al médico entre una contracción y la siguiente. Los dos entornos distintos, el hospital y su hogar, pueden proporcionar experiencias muy diferentes a la madre y al bebé, y cada una cuenta con sus ventajas e inconvenientes. Se han publicado muchos libros de consulta para informarse y poder realizar una elección fundamentada (*véase* «Lecturas adicionales» en la página 140), pero recuerde que debe elegir siempre lo mejor para usted.

Tal vez piense que algunos de estos temas en principio no están relacionados con la técnica Alexander, pero desde mi punto de vista, la madre realiza una elección fundamentada sobre la interferencia o no con el proceso natural de dar a luz. Los principios de no interferir con la naturaleza, incrementar la consciencia y ejercer el libre albedrío se hallan en la base de la técnica Alexander.

PARTO

Esta suele ser la parte más impredecible del embarazo, ya que nunca hay dos partos iguales, ni siquiera para la misma mujer. El secreto radica en estar lo más preparada posible sin tener ninguna expectativa; estos términos parecen ser contradictorios, pero existe una fina línea divisoria entre ambos.

A medida que vaya progresando el parto, puede resultarle difícil recordar mentalmente lo que ha aprendido durante sus sesiones de Alexander sobre la inhibición, las direcciones y liberar tensiones, pero no se preocupe, porque la preparación que ha realizado durante el embarazo le beneficiará en este momento. Su cuerpo recordará lo que debe hacer de manera profundamente instintiva; todo lo que puede esperar es no interferir conscientemente en el importante proceso que está teniendo lugar. Debe olvidar a todos los que le rodean y asegurarse de que no intenta agradar a nadie más que a usted misma, a pesar del hecho de que en ocasiones esta afirmación va contra unos hábitos y condicionamientos históricos relacionados con la cortesía y el egoísmo.

Se han publicado innumerables libros, y muchas personas (cualificadas o no tanto) le ofrecerán unos consejos que le parecerán contradictorios, y aunque considere importante

Esta posición de descanso ayuda a mantener una columna alargada y estimula a los músculos abdominales a relajarse entre contracciones. Su sistema muscular será capaz de liberar tensiones de una manera más eficaz en esta posición porque su cuerpo tiene un apoyo mayor. También puede ser una buena postura para dar a luz.

La postura rodilla a pecho es una posición de descanso muy útil que puede adoptar entre contracciones. Tiene la ventaja de ralentizar el parto si el proceso progresa con demasiada rapidez y usted comienza a sentirse fuera de control, además de ayudarle a alargar la espalda y el cuello.

escuchar algunos de ellos, es vital que haga su propia elección consciente sobre el tipo de parto que desea, basándose en sus propios instintos y su poderosa intuición. Al igual que ocurre con otros temas, los seres humanos suelen ofrecer consejos e interferir de manera innecesaria con lo que es esencialmente un proceso del todo natural, y aunque resulta reconfortante saber que algunos fármacos y procedimientos pueden garantizar la seguridad de la madre y el bebé, también es importante ser consciente de que la misma medicación y procedimientos en ocasiones pueden provocar complicaciones durante el parto.

ALUMBRAMIENTO

La mejor manera de enfrentarse al alumbramiento es confiar en el proceso e intentar olvidarse de las ideas preconcebidas sobre su desarrollo. Incluso el mejor plan puede sufrir modificaciones en algunas situaciones. Tan solo recuerde respirar bien en la medida de lo posible.

La primera etapa

Esta etapa suele comenzar con la aparición de las contracciones regulares o el hecho de romper aguas, y termina cuando el cuello del útero está totalmente dilatado. Resulta muy difícil predecir cuánto durará esta fase y lo incómoda que puede llegar a ser. Puede durar solo dos o tres horas, o puede prolongarse durante más de un día.

En la primera etapa, las contracciones comenzarán con suavidad e irán aumentando hasta que sean muy intensas, lo que provocará malestar y dolor. Es fácil

Estas posiciones están recomendadas durante el embarazo, aunque también pueden utilizarse entre contracciones, ya que permiten que su cuerpo esté apoyado y favorecen la relajación de los músculos abdominales. Es posible que apoyar la cabeza en el regazo de su pareja le haga sentirse más relajada. También puede utilizar esta posición para dar a luz, como alternativa a estar de cuclillas.

estar tensa cuando tienen lugar las contracciones en lugar de dejar que sigan su proceso. Naturalmente, asociamos el dolor con algo que no está bien, pero esta es la excepción que confirma la regla. Vale la pena recordar que el dolor en este caso es del todo normal. Es constructivo, y forma parte del proceso de traer a su bebé al mundo. Cuanto más pueda soportar las contracciones en lugar de luchar contra ellas, más fácil le resultará el proceso del parto.

En esta primera etapa del parto es importante encontrar una postura cómoda, y la mayoría de las mujeres deciden de manera instintiva caminar o permanecer de pie, también resulta habitual apoyarse o abrazar un objeto o a su pareja. Al estar de pie, la fuerza descendente de la gravedad facilitará la expulsión de su bebé y estimulará las contracciones y la dilatación del cuello del útero. Habrá momentos en los que necesitará descansar, y sentarse sobre un taburete bajo o en el borde de una silla con las piernas separadas, mientras se inclina hacia delante, puede resultar muy cómodo. De esta manera también ayudará a alargar la columna, que proporcionará soporte adicional a su cuerpo, incluso si no es consciente de ello en ese momento. Algunas mujeres consideran que sentarse en el inodoro también es una postura muy cómoda.

Durante el trabajo de parto puede haber ocasiones en las que quiera descansar, y en algunos momentos será necesario tumbarse de costado con algunos cojines para sostener sus piernas y su cabeza (*véase* página 107). Acuclillarse también puede ser muy útil durante esta etapa, en especial si el parto se prevé largo, ya que podría acelerar las contracciones. No obstante, tumbarse sobre la espalda durante el trabajo de parto es probablemente una de las peores posturas, ya que dificulta el proceso de nacimiento porque las contracciones ahora deben empujar al bebé en horizontal a lo largo del canal del parto en lugar de hacia abajo, donde la gravedad resulta de ayuda. Este hecho quizá incremente la duración del parto y puede provocar desgarros, además de hacerle sentir demasiado exhausta como para empujar durante

la segunda etapa. También existe el riesgo de que el bebé ejerza presión sobre uno de los principales vasos sanguíneos del cuerpo, lo que dificulte la circulación sanguínea. De hecho, la razón por la que muchos de los nacimientos en los hospitales se llevan a cabo de esta manera es porque los doctores y las comadronas pueden evaluar mejor el progreso del parto. Las mujeres también deben estirarse cuando llevan un gota a gota de oxitocina y epidural, o si algún equipo está monitorizando las contracciones y el pulso del bebé.

Transición

Suele haber un período definido de transición entre la primera y la segunda etapa. En él, las contracciones pueden alcanzar la intensidad máxima y, a menudo, se tiene la sensación de que se pierde el control, sus movimientos pueden ser muy impredecibles. Puede sentir que está dispuesta a rendirse, o que haría cualquier cosa para que desapareciera el dolor. También es posible que se presente un momento de calma en las contracciones y que pueda tomarse un pequeño descanso. Las lecciones de Alexander deberían ayudarle a permanecer todo lo calmada que esta situación permite; su cuerpo habrá aprendido a relajarse y a liberar cualquier tensión indeseada, y recordará de manera instintiva lo que debe hacer, aunque la técnica Alexander sea lo último que quisiera tener en mente en ese momento.

La segunda etapa

Esta etapa comienza cuando el cuello del útero está totalmente dilatado y termina con el nacimiento del bebé: puede durar desde unos cuantos minutos hasta un par de horas. Durante esta etapa, acuclillarse es una de las posturas más útiles; después de todo, es probable que las mujeres hayan dado a luz de esta forma desde los inicios de la humanidad. En otras sociedades menos industrializadas, como India o África, por ejemplo, acuclillarse es una actividad cotidiana, así que cuando se trata del parto, esta posición se adopta de forma natural. En las sociedades occidentales, para muchas mujeres, acuclillarse sin ayuda resulta extenuante, por lo que puede ser necesario recibir el apoyo de su pareja o la comadrona (como se muestra aquí), o incluso de ambos. Si se ha acostumbrado a acuclillarse durante el embarazo, entonces se sentirá más cómoda con esta postura tan beneficiosa. Mientras se encuentra en cuclillas, la fuerza de la gravedad no solo contribuye a facilitar la expulsión del bebé, sino que la salida pélvica llega a ser hasta 2 cm más ancha que en otras posiciones.

Cuando la cabeza del bebé ya resulta visible, otra posición muy útil consiste en arrodillarse inclinándose hacia delante sobre una silla o incluso ponerse a gatas:

Acuclillarse durante el parto es muy bueno, con la ayuda de la gravedad, la cabeza del bebé es empujada hacia abajo, lo que acelera el proceso, permitiendo liberar los músculos del suelo pélvico. En este momento, puede ser útil recibir el apoyo de su pareja o la comadrona.

La sujeción desde atrás puede resultar de gran ayuda en la segunda fase del parto: esta mujer puede estar de pie sin forzar los músculos, y cuanto más relajada se encuentre, mejor será para el alumbramiento. Asimismo, es una postura ideal para dar a luz, ya que de nuevo la gravedad facilita el paso del bebé a través del canal del parto.

ambas posiciones proporcionan al bebé más tiempo para nacer. Aunque en este punto es muy probable que desee que el alumbramiento termine lo más cómodo y rápidamente posible, de hecho, reduce el riesgo de desgarros y evita la posibilidad de que ocurra una situación de pánico, que en ocasiones tiene lugar cuando el cuerpo del bebé se expulsa con demasiada rapidez. Resulta vital no tensarse en este momento, sino trabajar la respiración; algunas mujeres sienten la necesidad de gritar. Puede ser de ayuda en el proceso de alumbramiento, ya que obliga al abdomen a ejercer presión hacia abajo.

La tercera etapa

Esta fase comienza en el momento en que nace el bebé y termina con la expulsión de la placenta. Si esta fase se acelera de manera artificial con el fármaco conocido como Syntometrina (que es de uso común en los hospitales del mundo occidental), entonces es preferible que se recueste mientras el médico o la comadrona retiran la placenta. Si se utiliza esta medicación, el cordón umbilical debe ser pinzado y cortado sin dilación. Si opta por el método natural, lo mejor es dar el pecho a su bebé inmediatamente, ya que ayudará a acelerar la retracción del útero, con lo que se expulsa la placenta de manera natural. Es interesante que el cordón umbilical sea suficientemente largo para permanecer sujeto durante esa primera toma.

Sin embargo, es importante recordar que algunos bebés no muestran interés por alimentarse de inmediato, y este hecho no debe forzarse. Tendrá tiempo suficiente para dar la bienvenida a su hijo, pero durante la expulsión de la placenta, varios minutos más tarde, podrá colocarse en una posición que le resulte adecuada. Es posible permanecer de pie, en cuyo caso la gravedad puede ayudarle de nuevo, y la placenta literalmente caerá. Cuando el cordón umbilical deje de latir, su bebé respirará por sí mismo y podrá pinzar y cortar el cordón sin prisa y sin tener que forzar al bebé a que respire por primera vez. Incluso durante el alumbramiento resulta beneficioso

aplicar el principio de Alexander de la inhibición en lugar de forzar el proceso, que podría favorecer la aparición de complicaciones.

LACTANCIA

Con respecto a la alimentación de su bebé, su cuerpo sabrá exactamente qué proporcionarle: la composición de la leche materna está pensada para un bebé humano. La lactancia activa una serie de reflejos en el cuerpo: acercar al bebé recién nacido al pecho nada más nacer puede, de hecho, ayudar a evitar las hemorragias, ya que la acción de succionar provoca la contracción del útero y reduce el flujo de sangre. También permite establecer un vínculo entre la madre y el hijo, y los anticuerpos que contiene la leche materna ayudan a que se desarrolle el sistema inmunitario del bebé.

En los últimos años se ha popularizado el uso de la leche maternizada, en parte por el hecho de que muchas mujeres están obligadas a volver a su trabajo después de unas cuantas semanas de haber dado a luz. Hace poco me sorprendí al escuchar en una clase posnatal que más de la mitad de las madres con bebés de menos de seis semanas ya había vuelto a su puesto de trabajo a jornada completa. La repercusión en la madre y el niño es muy seria, ya que se ignoran sus instintos naturales, y la mayoría de las madres que volvía a trabajar afirmaba que sus bebés lloraban con frecuencia y se negaban a ser consolados, lo que a su vez provocaba tensiones en la relación con su pareja. Es un buen ejemplo de la actitud «orientada a los objetivos» que gran parte de nosotros parece que hemos adoptado en nuestras vidas en la actualidad.

La lactancia materna puede ahorrar muchas horas del precioso tiempo de la madre que, de otra manera, debe dedicar a la preparación, limpieza y esterilización necesarias en el proceso de lactancia artificial con biberón. Además, como la leche materna está disponible continuamente, su bebé no tiene que esperar –a menudo gritando– a ser alimentado, lo que puede resultar estresante tanto para la madre como para el bebé.

Es más importante durante la lactancia el hecho de que la madre pause (inhiba) antes de tomar su decisión, a que simplemente opte por la opinión mayoritaria de moda en ese momento. Aunque en algunos casos la lactancia no sea posible por razones médicas, si la madre puede elegir, debería confiar en su instinto y decantarse por lo que sea mejor para ella y para su hijo.

PONERSE CÓMODA

Resulta importante encontrar una posición cómoda para alimentar a su bebé, ya que puede tener que estar así durante al menos media hora, o incluso más en cada ocasión. Tumbarse de costado puede ser una buena

postura, ya que, al mismo tiempo, le permitirá descansar. Si se sienta, un cojín abultado detrás de la espalda le proporcionará apoyo y le ayudará a permanecer erguida. Compruebe que tenga otro cojín más pequeño bajo la cabeza del bebé, ya que así aproximará al bebé a usted en lugar de tener que agacharse para alimentarlo. Otra manera de mejorar su apoyo es colocando una rodilla más alta que la otra bajo la cabeza del bebé. Para ello, simplemente coloque el pie sobre un taburete bajo, un puf o incluso unos cuantos libros.

No olvide aplicar sus direcciones: puede ser de utilidad pensar en alargar la parte frontal y ensanchar su espalda, ya que evitará el hábito frecuente de encorvarse o doblarse

Con frecuencia, las madres se encorvan sobre sus bebés cuando los alimentan. Como esta postura se adopta durante muchas horas a la semana, puede provocar tensión en los músculos del cuello y la espalda, lo que resulta muy incómodo. Esta incomodidad puede provocar irritación, sentimiento que transmitirá a su hijo.

Con independencia de que se decante por la lactancia natural o la artificial, es importante que se tome algunos instantes para acomodarse. Apoyar el pie sobre un cojín y una almohada bajo el bebé aumentará la cercanía con su hijo, lo que evitará que encorve los hombros y doble la espalda.

Una manera habitual de sostener a un niño es de pie con la mayor parte de su peso sobre una pierna y utilizando la cadera como «asiento» para él. Obviamente, esta postura afecta a la alineación de su cuerpo, ya que la columna se inclina hacia un lado. Esta es la razón por la que muchos padres sufren dolores de espalda y tensión en el cuello después de sostener a sus hijos.

sobre el bebé, lo que provocará dolor de espalda, hombros y cuello. Asegúrese de que tiene una bebida cerca, ya que puede sentir sed. Las madres primerizas suelen estresarse por miedo a dejar caer a su bebé, y esta tensión se transmite a su hijo, lo que le nerviosismo. La técnica Alexander le puede ayudar a ser más consciente de esta tensión en el momento en que se produzca; en cuanto note de que sus músculos están tensos, puede liberar la tensión pensando que se relajan. A menos que sea consciente de esta tensión, no será capaz de liberarla. La técnica Alexander también puede ser beneficiosa para usted y su bebé al hacerle consciente de los hábitos nocivos de alimentación y sujeción que se desarrollan con tanta facilidad. Si piensa en la manera en que sostiene a su hijo, desarrollará una mayor confianza

natural y sentirá menos tensión en su cuerpo, a lo que su bebé responderá de manera automática (*véase* arriba y página siguiente).

ESTÉ PREPARADA

El embarazo es una de las etapas más importantes de su vida, ya que física y emocionalmente cuida de una nueva vida en el interior de su cuerpo. Resulta vital, incluso en las primeras fases, ser lo más consciente posible sobre el increíble proceso que tiene lugar, lo que le beneficiará tanto a usted como a su hijo.

Una de las mejores maneras para cuidarse usted misma y a su bebé es con los procedimientos de la técnica Alexander, que le ayudará a prepararse (no solo física, sino también mental y emocionalmente) para dar la vida

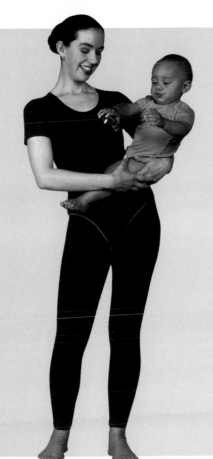

Aquí puede ver claramente cómo todo el peso de este niño descansa sobre la cadera izquierda de su madre. Ella debe modificar su postura para compensar el peso adicional, lo que tal vez genere dolores y molestias en todo su cuerpo si adopta esta posición de forma regular.

La mejor manera de sostener al bebé es distribuyendo su cuerpo sobre ambos pies y empleando su brazo a modo de cabestrillo bajo el cuerpo del niño para soportar su peso. Como resultado, sus músculos estarán menos tensos y su bebé se sentirá más seguro.

a otro ser humano. Aunque puede ser una época de gran felicidad y emocionante, también puede resultar en extremo agotadora y de mucha exigencia para su cuerpo, su mente y sus emociones. La técnica Alexander le permitirá afrontar el estrés y las tensiones de la vida durante el embarazo, el alumbramiento y los primeros años de maternidad.

La técnica Alexander es una herramienta muy importante que permite que los padres tengan mayor poder de elección y menos estrés durante una de las experiencias más importantes de sus vidas. Liberar la tensión puede ayudar al cuerpo de la mujer a enfrentarse a unos cambios tan importantes. También le permite ofrecer a su hijo la oportunidad de iniciar su vida de una manera menos traumática.

¿QUÉ ESPERAR DE UNA CLASE DE TÉCNICA ALEXANDER?

· · · · · · · · · · · · · · · · · · · ·

«Ningún hombre podrá revelaros nada sino lo que ya está medio adormecido en la aurora de vuestro entendimiento.

El maestro que pasea a la sombra del templo, rodeado de sus discípulos, nada da de su sabiduría, mas sí de su fe y de su afecto.

Si es verdaderamente sabio, no os invitará a entrar en la mansión de su saber, sino que antes os conducirá al umbral de vuestra propia mente».

Kahlil Gibran

Aunque puede aprender todo lo necesario sobre la técnica Alexander en libros de texto, clases grupales, cursos y los propios escritos de Alexander, practicar es algo por completo distinto. Como ya sabe, la técnica se adapta a cada individuo, lo que significa que una enseñanza particular es, con diferencia, la mejor manera de aprender el modo de aplicarla en su vida. Como la propia percepción de nuestro cuerpo suele ser errónea, un profesor de Alexander puede guiarle gradualmente en los nuevos movimientos.

Cuando se levanta de una silla, por ejemplo, la cabeza se dirige hacia delante y hacia arriba, para que la columna pueda alargarse y producir una sensación de ligereza: la marca distintiva de la técnica. Si repite el mismo movimiento muchas veces, será capaz de liberar la tensión por sí mismo, lo que le proporcionará un mayor control sobre su propio cuerpo.

LA GUÍA
de un profesor

Aunque en un primer momento le puede resultar útil aprender los principios y la filosofía de la técnica Alexander en grupos (ya sea asistiendo a clases por la tarde o cursos de fin de semana), esto no sustituye las sesiones individuales, con las que puede llegar a adquirir con mayor facilidad un conocimiento más profundo de la técnica. Cada uno de nosotros es único y, por tanto, también tenemos hábitos únicos que hemos de reconocer para poder eliminar.

La duración de una sesión varía de un profesor a otro, pero como media, cada una durará entre treinta y cuarenta y cinco minutos. Esto se debe a que la mayoría de los alumnos tan solo puede mantener el nivel de atención necesario para que los cambios sean eficaces durante este período de tiempo. El número de sesiones necesarias puede oscilar en gran medida de una persona a otra, dependiendo de lo enraizados que estén sus hábitos físicos o emocionales, así como sus expectativas acerca de las sesiones.

Un curso básico consta de entre veinte y treinta sesiones. Durante las primeras dos o tres semanas puede resultarle conveniente tener dos sesiones por semana, pero más adelante, cuando ya esté más familiarizado con los principios de la técnica, será capaz de aplicarlos por sí mismo, y tan solo necesitará una sesión cada dos o tres semanas. De nuevo, el precio de los cursos varía, pero uno completo rara vez cuesta más de lo que muchas personas pagarían, por ejemplo, por un viaje. Además, el gasto quizá se reparta a lo largo de todo un año, y puede ser mucho menos de lo que le supondría aprender a conducir o el mantenimiento anual de un automóvil, que muchos de nosotros nos podemos permitir. No nos cuestionamos la necesidad de mantener nuestro vehículo en buenas condiciones y llevarlo al taller, pero en cuanto se trata de nuestro propio cuerpo, a menudo nos olvidamos de él hasta que el daño ya está hecho.

Lo que ocurre durante una sesión de Alexander variará dependiendo de sus propias necesidades y de la manera en que su profesor decida presentar la información. Si ningún amigo le ha recomendado al profesor, vale la pena que asista a una sesión impartida por dos o tres profesores distintos para comprobar cuál resulta más de su agrado. Existen organizaciones que le proporcionarán una lista de profesores cualificados, y sus datos de contacto se detallan en la sección de «Contactos útiles» al final del libro (*véase* página 140).

Como los profesores enseñan de un modo distinto, el siguiente relato de una lección de Alexander constituye una guía aproximada basada en mi propia experiencia.

SU PRIMERA SESIÓN

La primera sesión puede ser un poco más larga que las posteriores, y algunos profesores le pedirán que reserve una sesión doble. Es posible que le pregunten sobre su estado de salud en general y si padece algún trastorno médico. Su profesor también querrá saber por qué le interesa esta técnica y cuáles son sus expectativas. No es necesario tener ningún problema para beneficiarse de la técnica, pero si lo tiene, sería de ayuda que mencionase al profesor cualquier accidente o trauma que considera que hubiera podido influir en los dolores o condiciones que padece en el momento presente. Algunos profesores también dedican unos cuantos minutos a discutir los principios y la teoría que sustenta la técnica.

Después de esto, el profesor moverá con cuidado sus extremidades o su cabeza y le pedirá que no le ayude mientras comprueba si su cuerpo adolece de una tensión muscular excesiva o de hábitos inadecuados. Puede determinarlo mientras usted esté sentado, de pie, o recostado en una camilla. Al final de su primera sesión, su profesor le aconsejará sobre el número de sesiones que cree que necesitará y la frecuencia de las visitas.

El aspecto más difícil de comunicar con palabras sobre una sesión de Alexander es la sensación que tienen las personas: la experiencia de la técnica Alexander no puede describirse en un libro ni trasmitirse verbalmente. Es una maravillosa sensación de ligereza y alivio que permite que todas las partes del cuerpo trabajen al unísono. A mucha gente le proporciona una sensación de paz y unidad que habían olvidado que era posible.

Algunas personas describen la sensación como «caminar en el aire» o «tener las articulaciones bien engrasadas»; es simplemente la sensación de dejar que su cuerpo trabaje como lo diseñó la naturaleza sin la interferencia que es casi universal en la sociedad occidental actual.

Por más que la experiencia puede ser distinta para cada individuo, muchas personas describen esta sensación como de ingravidez, o también como si todas sus preocupaciones hubieran desaparecido de repente. Uno de mis alumnos dijo de ella que era como «la sensación champán». Una vez finalizada la primera sesión, esta sensación puede durar muy poco tiempo, pero con las clases posteriores durará más y más tiempo.

CÓMO LE PUEDEN AYUDAR LAS CLASES

Aunque puede leer libros sobre los principios de la técnica, la mejor manera de entender lo que realmente se espera de usted es asistiendo a un curso. La interacción directa entre el profesor y el alumno es muy útil para ayudarle a detectar áreas de tensión en su propio cuerpo, a la vez que le muestra los defectos perniciosos que ha acumulado a lo largo de los años. Las sesiones son muy importantes para demostrar cómo hacer lo siguiente:

- Liberar la tensión muscular indeseada en el cuerpo, lo que contribuye a aliviar o prevenir numerosos males físicos, entre los que se incluyen los dolores de espalda, las cefaleas y las migrañas, los problemas de cuello y hombros, así como los desórdenes digestivos.

- Ser más consciente de los patrones habituales de comportamiento, lo que le permitirá tomar decisiones más apropiadas.

- Evitar el desgaste prematuro –e innecesario– de los huesos y articulaciones, lo que le ayudará a prevenir problemas que se suelen relacionar con el envejecimiento, como la osteoartritis.

- Mejorar la respiración, lo que puede aliviar el asma y otros problemas respiratorios.

- Conservar su energía realizando acciones con el mínimo esfuerzo.

- Redescubrir su postura natural innata y el movimiento elegante que le permita moverse por la vida con mayor facilidad.

LAS SESIONES POSTERIORES

Una vez que haya aprendido a liberar la tensión muscular existente, acumulada en su cuerpo durante años, comenzará a aprender varios movimientos que le ayudarán a evitar que la tensión reaparezca. Volverá a aprender de nuevo a caminar, a estar de pie, a sentarse y a flexionarse de un modo que suponga menos estrés en su cuerpo. Si es músico, deportista, o tiene una ocupación que le provoca problemas específicos, su profesor puede ayudarle a realizar las tareas de una forma diferente, para que pueda reajustar sus movimientos y así eliminar el dolor o mejorar su rendimiento.

Las siguientes páginas explican algunas de las maneras en las que su profesor le enseñará cómo la técnica puede ayudarle en su vida cotidiana.

UN TRATAMIENTO «COMPLETO»

El filósofo Platón afirmó con sabiduría que no se debería intentar sanar una parte del cuerpo sin tratar a la persona en su conjunto, lo que incluye el cuerpo, las emociones, la mente y el espíritu. Esto ocurrió hace dos mil años, y aún intentamos curar partes específicas del cuerpo con fármacos e intervenciones quirúrgicas, olvidando ciegamente las relaciones que existen entre el bienestar físico, mental y emocional. La técnica Alexander no solo trata el cuerpo como una unidad, sino que también ayuda a los alumnos a que cambien su visión mental y emocional sobre la vida.

La espontaneidad interna que cada uno de nosotros lleva consigo debe liberarse para que aparezca nuestro potencial auténtico; de lo contrario, en cuanto hayamos erradicado un conjunto de síntomas, aparecerán de una manera distinta en cualquier otra parte del cuerpo. Debemos encontrar la fuente de nuestras dificultades y reprogramar nuestras respuestas condicionadas para que seamos capaces de vivir el tipo de vida que no solo deseamos, sino la que nos merecemos por derecho propio.

Los casos que se relatan en las páginas 133-136 son verídicos y los han narrado con sus propias palabras las personas que han experimentado esta técnica.

LIBERAR TENSIÓN SENTADO EN UNA SILLA

Muchos de nosotros tenemos una enorme cantidad de tensión en nuestros hombros y brazos, que suele incrementarse cuando tenemos un trabajo sedentario en el que pasamos la mayor parte del día encorvados sobre un escritorio y mirando al frente a una pantalla de ordenador. En cambio, cuando nos «sentamos rectos«, tensamos la espalda arqueándola, lo que provoca tensión o incluso rigidez en nuestro cuerpo. Esta tensión está presente en cada músculo del cuerpo, y puede dar lugar a toda una serie de dolores y molestias.

En las clases de técnica Alexander, su profesor le ayudará a liberar esta tensión, de manera que la silla y el suelo sean quienes le soporten, y no su propia tensión. Resulta útil recordar que cuando la espalda se alarga y la cabeza se libera hacia el frente y hacia arriba, el coxis se libera hacia abajo, hacia la silla, lo que permite a la columna soportar el resto del cuerpo de una manera natural.

Su profesor moverá con cuidado sus brazos en varias posiciones, y en cuanto sienta tensión, le pedirá que la libere pensando en separar su brazo del hombro. Es posible que sienta que su brazo crece físicamente, lo que puede resultar una experiencia peculiar cuando ocurre por primera vez, pero más adelante notará en los brazos una maravillosa sensación de ligereza.

En la medida de lo posible, resulta beneficioso colocar ambos pies planos sobre el suelo, o de lo contrario, tendrá que tensar los músculos de la espalda para que puedan soportar el peso de las piernas, lo que afectará a su postura. Intente no apoyarse de manera habitual en la silla, o en otros soportes que no sean usted mismo.

Aquí, el profesor ayuda al alumno a liberar la tensión que provoca la encorvadura de los hombros. Resulta frecuente que las personas sometidas a estrés levanten los hombros en dirección a las orejas. Las manos del profesor están colocadas con suavidad sobre los hombros mientras aleja una mano de la otra.

El profesor le ayudará a separar la rodilla de la pelvis, lo que libera la tensión alrededor de la articulación de la cadera. Al mismo tiempo, puede pedirle que piense en que su hombro se aleja de la rodilla, lo que permitirá que se alarguen los pectorales (músculos del pecho).

Aquí, las manos del profesor ayudan a liberar cualquier tensión en la parte superior del brazo y bajo la axila. La posición también libera los pectorales, lo que permite que el hombro se libere de la cadera opuesta.

DE LA POSICIÓN DE SENTADO A LA DE PIE

Transcurridos unos instantes, su profesor le guiará en la realización de movimientos simples, como levantarse de una silla; de esta manera, mejorará su consciencia sobre la manera en la que tensa sus músculos de manera innecesaria. Resulta demasiado sencillo reaccionar con tensión mientras se realiza un movimiento simple como este, estimulando el «reflejo del miedo» y haciendo que la cabeza se estire hacia atrás

sobre la columna. De hecho, así evita levantarse, por lo que debe hacer fuerza con los músculos de las piernas para poder ponerse de pie.

Su profesor le ayudará a inhibir esta reacción, y también le dará tiempo para aplicar las direcciones y levantarse de la silla sin esfuerzo. Cuando la cabeza se libera de la columna, de manera natural se intenta ir hacia delante y hacia arriba, hecho que favorece el alargamiento de la columna; incluso antes de comenzar a levantarse, ya se estará moviendo en la dirección correcta. Esto ayuda a que sus músculos se mantengan en un estado de relativo descanso durante el movimiento.

1 Su profesor le pedirá que inhiba la necesidad de levantarse de inmediato, lo que le dará la oportunidad de pensar en sus direcciones primarias. Aquí, el profesor ayuda al alumno a liberar los músculos del cuello para que haya libertad entre la cabeza y la columna.

2 Con las manos, le guiará suavemente hacia la posición de pie y controlará si tensa o no los músculos del cuello y si tira la cabeza hacia atrás. Si siente que la cabeza se retrae, le pedirá de nuevo que refuerce el pensamiento de permitir que la cabeza se libere en un movimiento hacia delante y hacia arriba.

3 Las manos del profesor permanecerán con usted durante todo el movimiento y él le animará a guiar el movimiento con

la cabeza: es posible que le vuelva a acompañar en este movimiento una y otra vez hasta que se acostumbre a él. Al principio, esta nueva manera de levantarse le puede parecer extraña, pero después de un tiempo comenzará a acostumbrarse a ella. Advierta cómo anima al alumno a dejar que sus brazos cuelguen con libertad; la intención es que no ejerza presión sobre las piernas, generando una tensión excesiva contraria a la dirección de su movimiento.

4 En cuanto se ponga en pie, su profesor continuará ayudándole a liberar tensión y le animará a que piense también en liberar el cuello. Así, permitirá que la cabeza se mueva hacia delante y hacia arriba, lo que alargará la columna. Aquí, el alumno también recibe ayuda para liberar la parte frontal de su cuerpo hacia arriba, en lugar de dejarlo caer, como hacen muchas personas.

DE LA POSICIÓN DE PIE A CAMINAR

Muchas personas caminan con mucha más tensión de la que realmente es necesaria, en parte porque a menudo tienen prisa por llegar a los sitios y, en parte, porque no caminan de la manera en la que la naturaleza nos ha diseñado. Muchos de nosotros pensamos que caminar consiste en levantar una pierna, con toda la tensión que eso supone –cada pierna pesa aproximadamente 8,5 kg–, y luego desplazar nuestro peso sobre la otra pierna, sometiendo la articulación de la cadera a una tensión considerable. Después, adelantamos la otra pierna y repetimos el proceso una vez más (y creemos que así es como se camina).

Para caminar con elegancia y facilidad, para que ninguno de nuestros músculos y articulaciones quede sometido a tensiones innecesarias, hemos de mirar hacia la dirección en la que deseamos ir, y mientras liberamos los músculos del cuello, la cabeza se adelantará de manera natural, lo que provocará un movimiento de «caída hacia delante». Mientras lo hacemos, se apoya más el peso sobre los dedos de los pies, lo que desencadena los reflejos de los pies, y cada paso se realiza de un modo automático. Resulta importante ser consciente de que la acción de caminar es controlada por los reflejos, por lo que puede realizarse sin esfuerzo por nuestra parte.

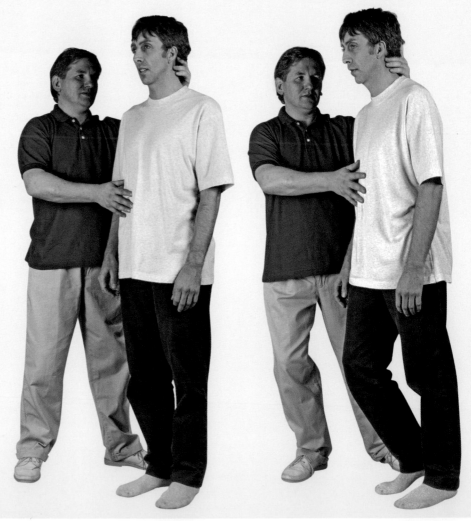

Su profesor de Alexander utilizará de nuevo las manos para ayudarle a alargar desde los pies hasta la parte superior de la cabeza. Es posible que incluso tenga la sensación de que está creciendo, porque es exactamente lo que ocurre. En un principio, se sentirá muy inestable en comparación con su postura habitual.

El cuerpo de este hombre es ahora más inestable y, por esa misma razón, es capaz de moverse con mayor facilidad. El simple hecho de pensar en liberar el cuello permite que su cabeza se adelante un poco, lo que provoca el desequilibrio de todo el cuerpo y así comienza a moverse hacia delante sin esfuerzo.

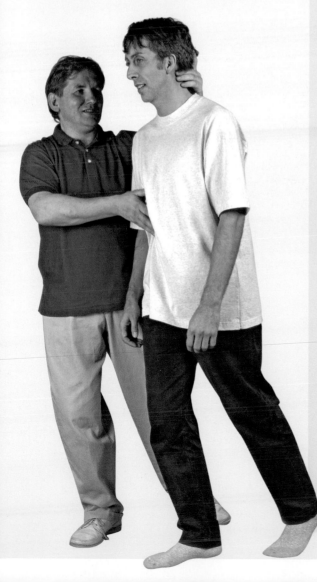

El sistema sensorial reflejo de este alumno percibe que su cuerpo cae hacia delante, y su pierna y su pie automáticamente se adelantan para recuperar el equilibrio. Esta secuencia se repite varias veces y da lugar a la acción de caminar. A lo largo de este movimiento, las manos del profesor hacen que se libere el cuello del alumno y que se produzca el alargamiento de los músculos de la parte frontal del cuerpo.

RECOGER UN OBJETO

Su profesor también le guiará en la realización de acciones cotidianas para ayudarle a reaprender movimientos que su cuerpo ha olvidado cómo realizar de un modo correcto. Recoger un objeto es algo que todos hacemos muchas veces al día, y muchos flexionamos el cuerpo por la cintura, manteniendo las piernas tensadas hacia atrás, con las articulaciones de la rodilla y el tobillo completamente tensas. De esta manera, sometemos a los músculos de la espalda a una enorme tensión porque soportan la mayor parte del peso del cuerpo para evitar que caiga hacia atrás.

Es mejor para el cuerpo que doble las articulaciones de la cadera, la rodilla y el tobillo, ya que están diseñadas específicamente para este propósito, para conducir al cuerpo hacia arriba y hacia abajo. Los niños utilizan estas articulaciones de manera natural, sin pensarlo, y a menudo adoptan una postura en cuclillas, que mantienen con gran comodidad durante largos períodos de tiempo. Pero como niños, solemos emular a nuestros padres, y poco a poco la posición de cuclillas comienza a parecernos extraña, a pesar de que sea mucho mejor para nuestro cuerpo.

Aquí el profesor infunde más flexibilidad en las articulaciones de la cadera, la rodilla y el tobillo, haciendo que el alumno se acuclille. El profesor le ayuda a mantener la espalda alineada para que todo el cuerpo se halle en equilibrio. Si el peso es el mismo delante de los pies y detrás, los músculos no se tensarán para aguantar el cuerpo.

LIBERAR TENSIÓN MIENTRAS ESTAMOS ESTIRADOS

Resulta mucho más fácil liberar tensión mientras estamos estirados porque el sistema muscular del cuerpo no debe mantenernos erguidos. Al mismo tiempo, no sentimos el mismo miedo de caernos mientras estamos recostados. Algunos profesores utilizan mucho la camilla, mientras que otros solo la emplean durante las primeras sesiones. Una sesión de camilla puede liberar los músculos en un breve intervalo de tiempo, así que es posible que cuando se levante de la camilla se sienta un poco desorientado durante unos instantes mientras su cuerpo se acostumbra a su nueva altura y sensación de libertad. Poco a poco se habituará a esta sensación a medida que avancen las sesiones, y pronto las asimilará como si fueran del todo naturales; de hecho, quizá olvidará cuánta tensión solía acumular en su cuerpo continuamente. Mientras esté estirado, contará con la ventaja adicional de que la columna se alargará con mucha más rapidez que si se halla de pie o sentado, lo que contribuirá a liberar la tensión del resto del cuerpo.

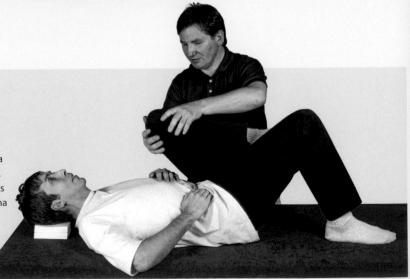

El profesor de Alexander levanta con cuidado la pierna del alumno hacia su pecho para incrementar la flexibilidad de la articulación pélvica. Este movimiento tiene el efecto añadido de alargar la musculatura en la parte baja de la espalda y liberar la tensión que con frecuencia es responsable del dolor de espalda.

A medida que el profesor levanta más la pierna hacia el pecho, con cuidado de no utilizar la fuerza, gran parte del movimiento procede de la propia capacidad del alumno de liberar tensión. Este movimiento estimula el alargamiento de los músculos de la espalda, sin someterlos a ninguna tensión excesiva.

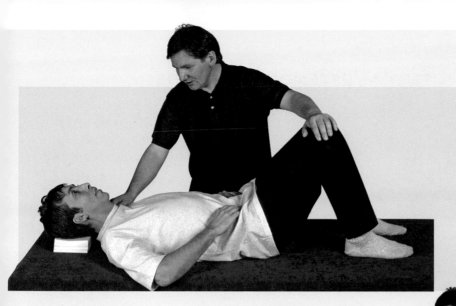

En esta imagen, el profesor ayuda al alumno a dejar que su hombro se separe de la cadera opuesta mientras piensa en sus direcciones. De esta manera, liberará los músculos que con frecuencia se tensan alrededor del torso.

El profesor necesita pensar en sus propias direcciones, tanto primarias como secundarias, y la sensación de calma y relajación se transmiten al alumno tanto por el tacto como por la actitud tranquila del profesor. Aquí, el alumno permite que su brazo se extienda, lo que libera la tensión en el hombro y la espalda.

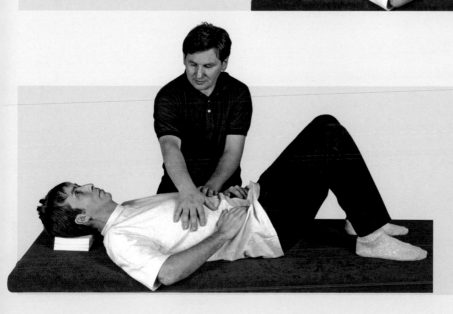

El profesor ayuda a este alumno a liberar los músculos que rodean la cavidad torácica. De esta manera, la respiración es más profunda y eficaz. Resulta sorprendente cuántas personas emplean solo una fracción de la capacidad de sus pulmones cuando respiran; como resultado suelen cansarse con más facilidad. También tienden a sentirse menos entusiastas sobre la vida en general, y suelen necesitar más tiempo para recuperarse de las enfermedades.

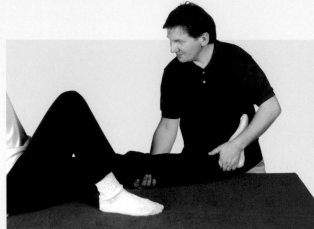

En este caso, el profesor ayuda al alumno a liberar la tensión en los músculos de la pierna y la pelvis. El profesor dirige la pierna alejándola del torso, y resulta habitual que la pierna se alargue entre 2 y 3 cm, o incluso más.

Al recostarse, resulta más fácil liberar la tensión en los músculos del cuello permitiendo que el profesor sujete su cabeza. De esta manera, hay más libertad entre el cráneo y la primera vértebra (el atlas), lo que, a su vez, permite alargar el resto de la columna.

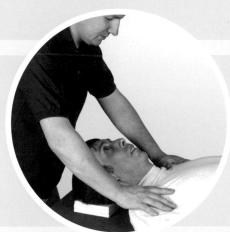

En esta ilustración, el profesor dirige los hombros del alumno para que se separen uno del otro. Esto permite liberar la tensión en la parte superior del pecho, lo que proporciona una respiración más profunda y mejora el contacto entre los omóplatos y las costillas. Esta acción potencia la confianza del alumno, así como una mayor sensación de bienestar.

Aquí, el profesor coloca las manos bajo los omóplatos y dirige sus manos hacia la cabeza. Esta acción tiene el efecto de alargar la espalda del alumno: la región lumbar se aplana y aumenta el contacto con la camilla de forma natural. La columna puede ejercer mejor su función de soporte liberando parcialmente de esta tarea a los músculos activos del cuerpo. El alumno también puede tener la sensación de que es un poco más alto cuando se levanta de la camilla.

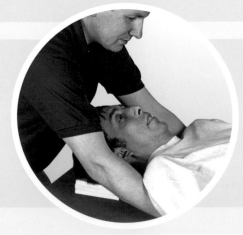

CASOS REALES

NOMBRE: Kim Wells
PROFESIÓN: Abogada
EDAD: 33 años

Una amiga me dijo que la técnica Alexander le había ayudado a aliviar el dolor de espalda y a mejorar su postura. Como mis padres sufrían dolor de espalda y yo mismo los padecía de vez en cuando, pensé que lo mejor era probar la técnica Alexander para evitar que el problema se agravase. También quería mejorar mi postura, porque tras años de sentarme a la mesa para estudiar, y en los últimos años para trabajar, tenía la sensación de que estaba comenzando a encorvarme. Con frecuencia abandonaba la oficina con un acuciante dolor de cuello, y era consciente de que si continuaba con esta situación, mis hombros se encorvarían cada vez más.

Cuando asistí a la primera clase no sabía exactamente qué esperar de ella. Después de una breve introducción, mi profesor me ayudó a relajarme y a ser más consciente de mis movimientos. Me sorprendí mucho cuando, al final de la clase, me sentía muy diferente. Tenía una agradable sensación de ligereza y bienestar en todo mi cuerpo; me fui a casa y se la describí a mi marido como si caminara sobre la Luna. Tenía miedo de que si me sentaba perdería esa maravillosa sensación, y quería disfrutar de esta nueva libertad el mayor tiempo posible. No recordaba haberme sentido nunca tan libre de tensiones.

A medida que iba asistiendo a más clases, comencé a darme cuenta de que no solo era mi cuerpo el que se sentía diferente. Me encontraba menos estresada en el trabajo y, poco a poco, me iba sintiendo más segura y capaz de enfrentarme a otras facetas de mi vida con más plenitud. Aunque ya no sentí esa diferencia tan drástica en las clases posteriores, la tensión en mi cuello fue disminuyendo poco a poco y comencé a contemplar la vida desde una perspectiva más positiva, lo que me ayudó a disfrutar más de mi trabajo.

No diría que ahora ya no sufro estrés como consecuencia de mi profesión y de las exigencias que implica un día de trabajo. Sin embargo, soy mucho más consciente del momento en que comienza a acumularse la tensión, y he aprendido a liberarla. La técnica Alexander me ayuda a enfrentarme a los problemas cotidianos, sin sentirme en ningún momento abrumada. Soy capaz de organizar el día de una manera mucho más eficaz y puedo mirar al frente y detenerme a reflexionar. El simple hecho de parar un instante antes de contestar el teléfono, por ejemplo, me permite aclarar mis pensamientos. Me encuentro con muchas personas en el trabajo y estoy segura de que por el hecho de sentirme más relajada soy capaz de proyectarme mejor, lo que aumenta mi confianza.

Esta nueva confianza también ha afectado a mi vida fuera de la oficina: acabo de apuntarme a un grupo de teatro de aficionados y, aunque subirme a un escenario resulta extremadamente estresante, el hecho de ser capaz de relajarme y sentirme segura me permite disfrutar de mi actuación. Soy más extrovertida desde que he descubierto la técnica y practico más deporte que antes. He redescubierto el tenis y me he apuntado a clases de equitación por primera vez en la vida. De hecho, puedo afirmar que ahora disfruto mucho más de la vida.

Desde que ha visto los cambios que ha operado en mi persona, mi marido, que asimismo es abogado, también asiste a clases de Alexander y le han resultado de mucha utilidad. Muchas personas en mi profesión suelen sufrir tensión, dolores de espalda y varios problemas relacionados con el estrés, y no he dudado en recomendarles la técnica Alexander.

NOMBRE: Paul Stone
PROFESIÓN: Médico
EDAD: 32 años

Como médico, adquirí consciencia de los efectos que tenía la mente en la salud y el bienestar, y gracias a mi trabajo, descubrí que la «enfermedad» de la mente provocaba muchas de las patologías que trataba, en lugar de síntomas físicos. Parte de mi trabajo consistía en educar para la salud de la comunidad (trabajando con niños y sus familias), y me implicaba en los proyectos de salud mental, por lo que entraba en contacto con pacientes por medio de muchos frentes.

Veía tantas enfermedades y sufrimiento que tomé la determinación de no dejar que mi cuerpo envejeciera antes de tiempo: así que comencé a correr. Cuando empecé a practicar este deporte, sentí una nueva fuerza, libertad y confianza. Esta libertad era mucho mayor al encontrarme en medio de la naturaleza al aire libre, corriendo sobre la hierba, rodeado de plantas, pájaros, el cielo azul, el sol, el viento y la nieve. Y esta actividad pronto se convirtió en una pasión que compartía con otros miembros del club. Corríamos por diversión y también en eventos benéficos en todo el mundo. Pero no tardé mucho en comenzar a sentir dolor en las articulaciones de la rodilla y mi cuerpo comenzó a resentirse cada vez más. Había oído hablar de la técnica Alexander, y me sentí atraído hacia ella porque no solo abarcaba el desarrollo físico, sino también el psicológico, así que comencé a asistir a clases de inmediato.

Este nuevo conocimiento sobre el funcionamiento del cuerpo en movimiento me ayudaba en el calentamiento y también mientras corría. Pronto me di cuenta de que mientras corría, estiraba la cabeza hacia atrás porque los músculos del cuello estaban muy estresados, y mi pecho se forzaba hacia delante, haciendo que los omóplatos se juntaran. Asimismo, fui consciente de que los hombros se encorvaban, lo que causaba una gran tensión en los brazos, que repercutía en la rigidez de las muñecas y codos. A medida que iba aprendiendo más sobre mí mismo gracias a esta técnica, también empecé a advertir que respiraba tan solo con la parte superior de los pulmones, que con frecuencia cerraba los puños innecesariamente y que incluso adelantaba las caderas.

Después de un tiempo, comencé a poner en práctica los principios de la técnica Alexander, lo que mejoró mi práctica de este deporte. Hasta ese momento, las lecciones me habían ayudado a mejorar mi equilibrio y coordinación, y pronto aprendí a liberar gran parte de la tensión mientras corría. Al pensar en mis nuevas direcciones fui capaz de dejar de estirar la cabeza hacia atrás sobre la columna, y este simple hecho devolvió el equilibrio a todo mi cuerpo; fui capaz de guiarlo solo con mi cabeza y, en consecuencia, la columna se alargó. Pude sentir cómo se liberaba mi caja torácica, y cómo la respiración se hacía más profunda y más controlada. También pensé en el ensanchamiento de la espalda, lo que evitó que mis omóplatos se juntaran, y como resultado, mis hombros y brazos se relajaron más, de modo que, de forma natural, comenzaron a balancearse con mayor libertad. El dolor de la rodilla se fue difuminando con el tiempo.

Al principio, mi nueva manera de correr me parecía extraña, e incluso curiosa, pero enseguida me acostumbré a los cambios y a la reorganización a la que se vio sometido todo mi sistema muscular. Gracias a la perseverancia, mi cuerpo adoptó una nueva sensación de ligereza, ya que cada articulación parecía gozar de mayor libertad. La recompensa fue una mayor velocidad, distancias más largas, menos lesiones y un estilo mucho más fluido.

No resulta extraño que los corredores tropiecen y caigan al correr sobre superficies irregulares. Como resultado de mi mayor consciencia, más agilidad y capacidad de reaccionar con rapidez, ahora me caigo en menos ocasiones, y cuando tropiezo, caigo con más elegancia, lo que reduce las probabilidades de lesionarme seriamente. Ahora soy capaz de correr con más facilidad y menos esfuerzo que antes, y puedo recorrer más distancias malgastando menos energía. También disfruto de mis carreras mucho más que antes. La técnica Alexander ha demostrado que es una herramienta de gran valor en este sentido, además de ayudarme en muchas otras facetas de mi vida.

Desde un punto de vista emocional, solía sentirme decepcionado con mucha facilidad por los hechos inesperados de la vida, y aunque solía poner buena cara, carecía de la confianza necesaria y me enfadaba por cosas nimias. El proceso por el que pasé mientras aprendía la técnica fue el de recuperarme de manera consciente: física, emocional y mentalmente. Ahora me siento mucho más tranquilo, más flexible y mucho más seguro sobre lo que deseo en la vida. Ha reforzado mi espontaneidad natural y mi entusiasmo por vivir. Soy mucho más consciente de cuándo estoy bajo presión, y soy capaz de percibir la acumulación de tensión en el momento en el que sucede. Esto me permite asumir el control cuando surgen las situaciones difíciles y enfrentarme a los problemas de forma constructiva. La técnica Alexander también me resulta beneficiosa en el trabajo como médico, porque puedo evitar que la presión de mi profesión interfiera en mi relación con los pacientes.

NOMBRE: Jo Howard
PROFESIÓN: Criador y entrenador de caballos. Instructor de equitación
EDAD: 49 años

Había oído hablar de la técnica Alexander en varios sitios durante el desempeño de mi profesión, pero no sabía a quién dirigirme. De inmediato me sentí atraído por la técnica y sabía que era algo sobre lo que quería profundizar, aunque no tenía idea de lo que supondría. Finalmente encontré algunos libros sobre el tema y decidí apuntarme a un curso de iniciación de cinco días.

En esos momentos me encontraba en un punto muy bajo de mi vida y sufría una depresión aguda, dolor de espalda crónico y problemas de colon. Asimismo, tenía dolores de cuello, como si una barra de hierro ascendiera por el cuello produciéndome cefalea y migrañas frecuentes. No soy capaz de describir la continua tristeza en la que me encontraba sumido.

Llevaba dos años analizándome, intentando averiguar por qué tenía tanto éxito en los negocios y era un fracaso en la vida personal. Me cuestionaba todo lo que había conseguido en la vida y me preguntaba por qué estas posesiones personales no me hacían feliz. En mi interior sabía que las cosas no iban bien, pero no sabía por qué. Tenía la sensación de que la vida iba más allá de lo que yo experimentaba, y que podía dar más de lo que era consciente. Había caído muy bajo y mi autoestima estaba en unos niveles mínimos: casi era inexistente. No sabía cómo empezar a recuperar la confianza en mí mismo. Tuve que echar mano de toda mi fuerza de voluntad y coraje para tomar el teléfono y llamar por primera vez a un profesor de técnica Alexander para pedirle ayuda, y armarme de valor para viajar los ciento ochenta kilómetros hasta el lugar en el que se impartía el curso.

Los beneficios de este curso de iniciación de cinco días fueron enormes: cambió por completo la percepción de mí mismo. No podía creer cuánto alteró mi vida en un período tan breve y que algo tan suave podía tener tal fuerza. Regresé a casa con herramientas que podría usar para transformar mi vida y con determinación para continuar desarrollándolas asistiendo a sesiones privadas, algo que llevé a cabo.

A medida que las sesiones progresaban, me fui dando cuenta de que me aferraba a toda una vida de tensiones sin ser consciente de ello; comencé a moverme de una manera diferente, hecho que también mejoró mi equilibrio y coordinación al montar a caballo. Todos mis dolores y molestias fueron desapareciendo poco a poco, y comencé a ser capaz de cambiar mis actitudes mentales sobre la vida. En los últimos dos años y medio (desde que empecé las sesiones de Alexander), no he sufrido una sola cefalea ni una migraña. La espalda me duele alguna vez si la giro o la doblo de manera extraña, pero ha desaparecido por completo el dolor acuciante y constante que sentí durante años.

El proceso ha sido como irme despojando capa tras capa de un condicionamiento obsoleto del que no era consciente, y que se manifestaba en forma de viejas actitudes y emociones no expresadas.

He descubierto mi auténtico yo tras todas estas capas, y esto es lo que había ido negando. La experiencia en su conjunto me ha cambiado la vida: he dado grandes pasos en mi crecimiento personal; me siento del todo distinto conmigo mismo, y ahora tengo autoestima cuando antes no la tenía. He encontrado la confianza necesaria para hacer cosas que hace tres años no me habría ni tan siquiera planeado. Y lo que es más importante, me ha ayudado a ejercitar el derecho a ser yo mismo, sin los sentimientos de preocupación o culpa que solía arrastrar conmigo. Además de mi recién adquirida confianza, ¡he crecido casi cinco centímetros!

NOMBRE: Mary Wright
PROFESIÓN: Secretaria jubilada
EDAD: 77 años

Mis problemas comenzaron cuando tenía catorce años de edad. Lo recuerdo muy bien: estaba sentada en el suelo en el colegio una tarde cuando un niño pisó accidentalmente mi pierna izquierda: el dolor fue insoportable. Caminé coja durante unas cuantas semanas, pero la lesión no fue tratada. Después de cierto tiempo, el dolor comenzó a remitir, pero ahora soy consciente de que adquirí el hábito de caminar apoyando más peso sobre la pierna derecha.

Desde que tenía treinta años, he sufrido de dolor de cuello y espalda, aunque como solución solo me prescribieron fármacos para aliviar el dolor; las molestias eran aparentemente normales para cualquiera que ejerciera mi profesión. Mi médico me comentó que se trataba de artritis, que se debía a un desgaste excesivo de los huesos; me dijo que no había nada que yo pudiera hacer y que tenía que aprender a convivir con ella.

Durante los últimos cuarenta años, un dolor creciente ha ido afectando a todo lo que hago. Hizo que me convirtiera en una persona malhumorada; a menudo perdía la compostura con otras personas

de mi familia y, después, me sentía muy culpable. Tenía hipertensión y padecía insomnio, y por lo general me despertaba entre cuatro y cinco veces cada noche.

Un día, mi hijo, que es músico, mencionó la técnica Alexander y me dijo que asistiría a clases debido a un dolor recurrente en su hombro. Después de algunas semanas, comencé a notar un cambio en él, ¡parecía que había cambiado su forma! Su nueva postura le transmitió una sensación de alegría y mayor confianza. Estaba tan intrigada que decidí asistir a una clase.

Después de mi primera sesión, regresé con una extraña sensación en la pierna izquierda: parecía que mi profesor hubiera retorcido la pierna 90º, aunque yo misma pude comprobar que estaba del todo recta. Destacó que había adquirido el hábito de girar el pie izquierdo hacia dentro, y que así desequilibraba mi cuerpo, lo que provocaba tensión en la espalda y el cuello. Durante las siguientes clases, esta nueva forma de moverme comenzó a ser menos extraña y advertí que caminaba de una manera más erguida. También sentía que crecía y recuperaba la estatura que había perdido en los últimos años.

Ha transcurrido un año desde que asistí a la primera clase, y no puedo creer el cambio en mi vida desde entonces. Me muevo con fluidez y con una facilidad que no había imaginado; ahora paseo por el centro comercial en lugar de caminar arrastrando los pies. Ya no tengo problemas para dormir por la noche, los dolores en la espalda y en cuello han ido desapareciendo y la presión sanguínea ha disminuido. Sin embargo, el cambio más evidente es el hecho de que mi carácter es distinto, ya que no siento pena por mí misma y, por tanto, soy una persona mucho más feliz y menos preocupada.

Estoy muy contenta de ser capaz de disfrutar de una jubilación activa cuando tantos de mis amigos parecen estar luchando con todos sus problemas. Hace poco he vuelto a viajar, lo que creía que no volvería a suceder. Estoy en deuda con la técnica Alexander, ya que ha renovado mis ganas de vivir.

EPÍLOGO

La técnica Alexander a menudo se considera una mera técnica física para mejorar la postura o para ayudar a eliminar la tensión muscular que provoca dolores o molestias. Como hemos visto, hace ambas cosas, pero también aporta muchos otros beneficios, de los cuales mucha gente no es consciente. Como el cuerpo, la mente, las emociones y el espíritu están interrelacionados y son inseparables, cuando libera las tensiones físicas de su cuerpo, la mente y las emociones también se ven influidas al mismo tiempo.

Cuando sea capaz de utilizar su cuerpo con mayor eficacia, tendrá más energía para realizar las cosas con las cuales disfruta. Con frecuencia, el cansancio que muchos de nosotros experimentamos a lo largo del día o por la noche se sustituye por más energía y entusiasmo, que nos permite realizar más cosas durante el día. Por supuesto, esto nos aporta una mayor sensación de plenitud en nuestras vidas, y cuando el cuerpo se siente más activo, es más probable que funcione de manera natural, lo que lo mantendrá en mejores condiciones más adelante.

BENEFICIOS MENTALES

Muchos problemas mentales pueden tratarse con esta técnica. La depresión, por ejemplo, es una enfermedad mental; sin embargo, a menudo podemos reconocer a una persona deprimida por la posición encorvada de su cuerpo; de hecho, el término «deprimida» ya describe la forma de su cuerpo. Si es capaz de mejorar la postura de una persona que sufre depresión, su estado mental también mejorará. El mismo principio se aplica a las personas preocupadas, inseguras o que sufren ansiedad; al aplicar la técnica Alexander, muchas personas pueden tranquilizar su mente y aumentar su confianza, lo que les permite enfrentarse a los retos y cambios que lleva consigo la vida cotidiana. La preocupación y la ansiedad son meros hábitos mentales que se han adquirido durante años, y aplicando los principios de inhibición y libre albedrío podemos abandonar estas tendencias.

Una de las primeras cosas que muchas personas experimentan después de comenzar las clases de Alexander es un patrón de sueño mejorado, y se despiertan por la mañana con una sensación más fresca. El sueño es el proceso natural de curación y rejuvenecimiento del organismo y resulta vital para un estilo de vida equilibrado y saludable. La actitud de una persona frente a la vida puede cambiar en cuanto comienza a planificar su vida en lugar de desear que esta sea diferente. La gente afirma que, aunque la situación en su trabajo o en su casa continúe siendo la misma, ya no se siente tan estresada y parece que tiene menos discusiones o conflictos. Después de unas cuantas sesiones, resulta frecuente que algunas personas experimenten una mayor claridad de pensamiento, lo que conduce a mejorar la memoria y conseguir una mayor eficiencia en general.

Fue W. Somerset Maugham quien de manera astuta comentó: «Hay algo curioso sobre la vida: si solo estás dispuesto a aceptar lo mejor, muchas veces lo consigues». Pronto, cuando practiquemos la técnica, conseguiremos la capacidad de mejorar nuestra calidad de vida. Si podemos elegir de manera consciente decir no a lo que en nuestra vida nos provoca estrés, no solo mejoramos nuestra propia vida, sino que afectamos de un modo favorable a las vidas de quienes nos rodean.

BENEFICIOS EMOCIONALES

En estos tiempos frenéticos en los que todo debe estar listo para anteayer, nuestros sentimientos pueden estar tan enterrados que perdemos contacto con la parte emocional más importante de nuestras vidas. Vivimos en una sociedad deshumanizada en la que el dinero y la posición social se anteponen a los sentimientos humanos, y con la presión del mundo empresarial podemos llegar a perder el contacto con nuestras necesidades emocionales. Nuestros sueños y objetivos en la vida se pierden en nuestra lucha por conseguirlos.

Cuando las personas se encuentran bajo tensión o están preocupadas, sus músculos faciales se suelen tensar y sus rasgos se endurecen, lo que refleja su visión cínica o escéptica de la vida. Si esta situación se prolonga durante años, la tensión muscular puede comenzar a distorsionar la cara.

Después de las sesiones de Alexander, la gente se siente de manera natural más contenta con su vida: su cara resulta más atractiva, sus ojos se iluminan y adquieren una calidad más clara e infantil. La gente puede parecer muchos años más joven cuando desaparece la tensión de su cara.

Por medio del aprendizaje y la aplicación de la técnica Alexander, será capaz de volver a una vida equilibrada en la que las emociones y los valores humanos vuelvan a tener la importancia que merecen. Este «reequilibrio» le permitirá sustituir frustración, ansiedad y preocupación por felicidad, paz y tranquilidad. La intraquilidad por el futuro será poco a poco sustituida por el disfrute de cada día como viene, y comenzará a apreciar los preciosos dones que ya posee, en lugar de añorar los bienes materiales o la posición social que no ha logrado obtener.

Necesitamos absorber y disfrutar de cada momento tal y como es. Nuestra mente puede estar pensando en las experiencias del pasado o planificando el futuro cercano o distante, y nuestras emociones pueden experimentar la nostalgia de lo que se ha ido o anhelando lo que podría ser, pero nuestro cuerpo nunca puede dejar el aquí y el ahora. Cuando nos concentremos en nuestro cuerpo por medio de la inhibición y la dirección, seremos capaces de vivir auténticamente el presente, y esto nos permitirá disfrutar del momento actual.

A medida que desaparezca la tensión muscular excesiva, sentiremos que aligeramos el peso sobre nuestros hombros y que, en general, podemos hacer frente a la vida; poco a poco adquirimos mayor control sobre nuestras vidas. Nos sentimos capaces de expresar nuestros sentimientos de una manera más constructiva en lugar de permitir que se acumulen las emociones, para estallar en cólera de manera inapropiada en una fecha posterior. Las emociones del pasado pueden quedar atrapadas en los músculos y, en cuanto se liberan, somos capaces de recuperar el equilibrio. Alexander afirmó en una ocasión que las personas lo traducen todo, ya sea un aspecto físico, mental, o incluso espiritual, en tensión muscular (*véase* arriba).

En las discusiones o debates intensos, cuando las emociones están a flor de piel, la técnica Alexander puede resultar muy útil. Si puede pausar un momento antes de hablar, es menos probable que diga algo de lo que pueda arrepentirse más tarde; tendrá suficiente tiempo para ordenar sus pensamientos y construir frases que tengan un mayor impacto, y así transmitir su mensaje de manera clara y concisa. También se encontrará en una mejor posición de escuchar el punto de vista de la otra persona antes de juzgar la situación.

BENEFICIOS ESPIRITUALES

La técnica Alexander intensifica su consciencia de las cosas, y puede sentir una mayor sensación de paz en todas sus actividades. El comportamiento frenético al que nos hemos acostumbrado desaparece y emerge una mejor apreciación de la vida. Comenzará a notar vistas, sonidos y olores que antes le pasaban desapercibidos.

Tan solo considere durante un instante lo que le está ocurriendo en este mismo momento. Sus ojos están leyendo estas palabras, pero también está respirando: algo hace que sus pulmones inspiren y espiren, dándole la vida, y esta situación se da por supuesta. Su respiración le da la vida silenciosamente en todos y cada uno de los momentos, pero ¿con qué frecuencia aprecia ese tranquilo milagro que comenzó en el instante de su nacimiento y que continúa durante cada segundo de su vida? Detrás de cada respiración está su espíritu esperando con tranquilidad y paciencia que le preste atención.

La técnica Alexander no solo le ayuda a estar más atento a sí mismo, sino también a su entorno. Desarrollará una mayor consciencia al darse cuenta de cosas que antes le pasaban desapercibidas. Al correr de un sitio a otro con prisa, tan preocupado con sus pensamientos, todo a nuestro alrededor se convierte en un borrón. En el entorno artificial que hemos creado, a menudo nos separamos de la naturaleza con tanta efectividad que ni siquiera sabemos en qué estación vivimos. La consciencia que la técnica Alexander nos aporta nos ayuda a ralentizar y lograr un paso que nos permite apreciar la belleza del mundo natural y darnos cuenta de que nosotros mismos formamos parte de ese mundo.

LIBRE ALBEDRÍO

Al liberarnos de los hábitos físicos, mentales y emocionales, podemos comenzar a ser conscientes de otras tendencias que son un lastre en nuestra vida. Como si fuéramos niños, algunos de los condicionamientos que experimentamos nos hacen pensar y reaccionar de maneras inadecuadas, y al reconocerlos podemos romper nuestros antiguos hábitos y comenzar a pensar por nosotros mismos en lugar de seguir a todos los demás.

Muchas personas viven sus vidas siguiendo un «debo», «debería», «tengo que» y «hay que», en lugar de hacerlo como ellas desean. En mi opinión, la mayor causa de estrés hoy en día es el hecho de que las vidas de muchas personas estén llenas de cosas que no quieren hacer, en lugar de actividades con las que disfrutan. La próxima vez que se sienta estresado pregúntese: «¿Estoy haciendo lo que quiero hacer, o estoy haciendo algo que creo que debo hacer?». Si simplemente puede incrementar el número de actividades que desea hacer y reducir el de cosas de las que considera que no tiene otra opción, de manera automática se sentirá menos estresado y, por tanto, experimentará mucha menos tensión muscular.

Si una persona comete un crimen, la privamos de libertad como castigo, aunque muchos individuos en realidad renuncien a su libertad cada día sin darse cuenta. Tan solo por medio de la auténtica elección consciente podemos liberarnos para conseguir nuestro auténtico potencial. Alexander concibió su técnica sobre todo como una manera en la cual recuperar la libertad de elección que tenemos por derecho propio, que también es la diferencia principal que nos distingue del resto del reino animal. Estaba convencido de que había descubierto una herramienta esencial que nos permite progresar en el camino de la evolución para convertirnos en una mejor humanidad. La técnica Alexander, como hemos visto, no solo es una técnica postural que le ayuda a sentarse, estar de pie y moverse con gracia y elegancia: en realidad, posiblemente, sea uno de los mayores descubrimientos del siglo XX, cuya enorme importancia apenas comienza a conocerse. Es una manera diferente de vivir, que permite que cada uno de nosotros mejore nuestra consciencia para que podamos comprendernos mejor y reclamar nuestra herencia suprema: la capacidad de elegir cómo vivimos nuestras vidas y realizar elecciones conscientes que nos permitan no solo movernos por la vida con mayor facilidad, sino también vivirla en plenitud y, sobre todo, disfrutar viviendo el presente.

FUENTES

CONTACTOS ÚTILES

Richard Brennan tiene una consulta privada en Galway (Irlanda) y dirige el único curso de formación en técnica Alexander de Irlanda, también en Galway. Con frecuencia viaja por Europa, para impartir cursos de un fin de semana o de una semana. Para más información, visite sus páginas web www.alexander.ie o www.alexandertechniqueireland.com.

Para saber si hay un profesor de técnica Alexander o se imparten clases cerca de donde reside, contacte con una de las sociedades internacionales que se mencionan a continuación. Todos los profesores de estas páginas web tienen una formación intensiva mínima de tres años.

ESPAÑA

Asociación de Profesores de Técnica Alexander de España
www.aptae.net

ESTADOS UNIDOS

American Society for the Alexander Technique (AmSAT).
www.amsatonline.org

REINO UNIDO

The Society of Teachers of the Alexander Technique (STAT)
La primera y más antigua organización de técnica Alexander. La mayoría de los profesores son del Reino Unido e Irlanda. (Para Irlanda, véase también la ISATT) www.stat.org.uk

OTRAS PÁGINAS WEB DE UTILIDAD

Direction magazine

Una maravillosa revista que publica artículos e información para profesores y alumnos de la técnica Alexander. Consulte la página web con audios gratuitos, artículos, entrevistas en directo y veinticinco años de ediciones anteriores disponibles.
www.directionjournal.com

Artículos interesantes y más información

www.ati-net.com
www.alexandertechnique.com

Cojines posturales

Cojines firmes con forma de cuña, de calidad, que ayudan a mejorar la postura y que son adaptables a la mayoría de sillas y asientos de automóvil. www.alexander.ie/cushion.html

Calzado

Información de calzado para correr y para uso cotidiano, diseñado pensando en la técnica Alexander. www.vivobarefoot.com

CD/MP3 de autoayuda

Estos dos programas de audio son el complemento perfecto para este libro. Cada programa tiene una duración de cuarenta minutos y le conduce por medio de unos procedimientos sencillos que le ayudarán a liberar la tensión muscular indeseada. Así mejorará su respiración y su postura, y a su vez evitará o aliviará el dolor de espalda, el dolor en el cuello, las cefaleas y el estrés. Está pensado para escucharse una y otra vez. Los programas le resultarán muy beneficiosos cada vez que los escuche.
www.alexander.ie/audio.html

LECTURAS ADICIONALES

Otros libros de Richard Brennan:

Back in Balance, Watkins, 2013.
Change Your Posture – Change Your Life, Watkins, 2012.
How to Breathe, Connections Book Publishing, 2017.
Mind and Body Stress Relief with the Alexander Technique, Thorsons, 1998.
The Alexander Technique: Natural Poise for Health, Element Books, 1991.
The Alexander Technique Workbook, Collins & Brown, 2011.

Libros de F. M. Alexander:

Constructive Conscious Control of the Individual, Mouritz, 2004.
Man's Supreme Inheritance, Mouritz, 2002.
The Universal Constant in Living, Mouritz, 2000.
The Use of the Self, Orion, 2001.

Libros para introducirse en la técnica Alexander:

Chance, Jeremy, *La técnica Alexander*, Amat Editorial, 2016.
Gelb, Michael, *El cuerpo recobrado. Introducción a la técnica Alexander*, Luppi, Juan, 2011.
Nicholls, Carolyn, *Body, Breath and Being*, D&B Publishing, 2008.
Park, Glen, *El arte del cambio*, Editorial Mirach, 1991.
Stevens, Chris, *La técnica Alexander: introducción a la técnica y sus beneficios*, Ediciones Oniro, 1997.

Libros para expertos o especializados en la técnica Alexander:

Barlow, Marjory, *An Examined Life*, Mornum Time Press, 2001.
Barlow, Wilfred, *The Alexander Principle,* Orion, 2001.
Carrington, Walter, *Thinking Aloud*, Mornum Time Press, 1994.
Conable, Barbara y William, *How to Learn the Alexander Technique*, Andover Press, 1991.
Heirich, Jane, *Voice and the Alexander Technique*, Mornum Time Press, 2004.
Jones, Frank Pierce, *Body Awareness in Action/Freedom to Change*, Mouritz, 1997.
Macdonald, Patrick, *The Alexander Technique as I See It*, Sussex Academic Press, 1989.
Maisel, Edward, *The Resurrection of the Body*, Shambhala, 1986.
Vineyard, Missy, *How You Stand, How You Move, How You Live*, Marlowe & Company, 2007.
Westfeldt, Lulie, *F. Matthias Alexander: The Man and his Work*, Centerline Press, 1964.

Otros libros relacionados:

Bacci, Ingrid, *The Art of Effortless Living*, Bantam, 2002.
– *Effortless Pain Relief*, Simon& Shuster, 2008.
Doidge, Norman, *El cerebro se cambia a sí mismo*, Aguilar, 2008.
Herrigel, Eugen, *Zen en el arte del tiro con arco*, Gaia Ediciones, 2008.
Liedloff, Jean, *El concepto del continuum: en busca del bienestar perdido*, Editorial Ob Stare, 2006.
Massey, Hugh, *An African Odyssey*, Herbert Adler Publishing, 2016.
Tolle, Eckhard, *A New Earth*, Penguin, 2005.

ÍNDICE

Los números de página en
cursiva hacen referencia
a las ilustraciones

acción
  efecto sobre la
    respiración 48
  pausar antes de la
    45-49, 96
actores 18, 23
adolescentes 33, *33*, 40
Agustín, san 50
ajedrez 99
Alexander, Frederick
  Matthias 8, 11, 18-23,
    24, 30
  antecedentes 18 29
  *El control consciente
    y constructivo del
    individuo* 29
  problemas de voz 18-23
animales, inhibición
  natural 46, 47
artritis 9, 12, 17, 29 61, 63,
  77, 92, 124, 136
asma 18, 23, 75, 124
autoconfianza 39, 41, 135
automóvil, asientos
  60-61, *61*
  para niños 38

bailarines 18
beber 66-67
billar, jugar al 94-95,
  94-95
brazos, liberar tensión en
  56, 125-126, *125-126*
Bronowski, Dr. Jacob,
  El ascenso del hombre 47

cabeza
  control primario 21, 45,
    54
  determinar la altura de
    libros necesaria para
    la 72

cadera
  artrítica 92
  liberar tensión *126*
caminar 60, *62*, 63, 110
  acción de los pies
    58-59, *59*
  desde posición de pie
    128-129, *128-129*
cantantes 18
casos reales 133-136
ciática 17, 67
ciclismo 90, *90-91*
columna
  acortamiento 55
  afectada por la posición
    de sentado 36, 37, *37*,
    40
  alargamiento 53, 54-55,
    55, *62, 72, 74, 77, 79, 89,
    95*, 105, *105*, 106, *107,
    108, 109, 112*, 114, 121,
    130, *132*, 134
  control primario 21, 45,
    54
  deformidades 77
  descansar 77
  ensanchamiento 54-55,
    105
  flexibilidad en el
    embarazo 107
comer 66-67
comportamiento,
  consciencia sobre
    patrones de 124
  cambiar 17
conducir 27, 60-61, *61*
consciencia 15-16, 54,
    138-139
  activa 83
  ejercicio de consciencia
    de uno mismo 71
  conseguir los objetivos
    30-32, *65*, 83, 99, 116
  control primario 20-21,
    45, 54, 55, 66, 94,
    97

correr 51, 81, *87*, 92-93,
  92-93, 110, 134
cuclillas *14*, 33, *35*, 43, *98*,
  129, *129*
  beneficios 108
  durante el parto
    115-116, *115*
  en el embarazo
    108-109, *108-109*
cuello
  control primario 45, 54
  dolor en 25, 38, 133,
    135, 136
  acciones que
    provocan *16*
  rigidez en el 11, 17
  tensión en el 27, 30, 45,
    127, 132, 133, 134

deporte 18, 80-99
  éxito en 83
  inhibición en 83, 85,
    86, *87*, 99
  *véanse también
    entradas individuales*
depresión 25, 135, 137
descanso 73
  en el embarazo
    106-107, *106-107*, 112
  en el parto *112-113*, 114
  véase también recostarse
Dewey, John 23
dientes, rechinar de 28,
  60
direcciones
  obstáculos 56
  para dar órdenes al
    cuerpo 22-23, 49, 51,
    53-67
  para liberar tensión 74
  primarias 54-55, *55, 58,
    62*, 63, 67, *67, 79*, 85,
    127, 131
  secundarias 55-56, *131*
discusiones, reacciones
  en 45

distracción (mente
  dispersa) *35*, 84
dolor
  acciones que conducen
    al *16*
  de cabeza 12, 17, 124,
    135
  de espalda 12, *14*, 17,
    20, 38, 55, *61*, 67, 73,
    93, 103, 104, *104*
  en el cuello 25, 38, 133,
    135, 136
  en el parto 114
dormir 136, 137
  durante el embarazo
    107
Dowager, joroba de 77

Eliot, T. S. 42
embarazo 18, 100-112
  aumento de peso
    103-104, 105, *105*
  cambios en el cuerpo
    107-108
  dormir *107*
  ejercicios durante 110,
    110-111
  posición de pie 104,
    104, 105, 111
  posición de sentado
    104
  posiciones de descanso
    106-107, *106-107*, 112
  técnicas de respiración
    110-111
  tumbarse
    de costado 107, *107*
    en posición semisupina
      106-107, *106*
  véase también parto
emociones
  beneficios para las
    137-138
  evaluar 71
  reflejadas en postura
    y movimiento 13, 29

equilibrio *33, 35, 37*, 45
  en el embarazo 105,
    105
  recobrar el estado de
    58-59, *58*
equitación 81, 88-89, *88-89*, 99, 135
escoliosis 77
espondilitis 77
escribir 63, *63*
escuela 32-41
espalda, dolor de 12, *14*,
  17, 20, 38, 55, *61*, 67,
  73, 93
  durante el embarazo
    103, 104, *104*
esquiar 99
estatura
  pérdida de 77
  recuperar 136
estrés 7, 9, 17-18, 27-28,
  30, 31, 56, *61*, 110, 119,
  133, 137
  emocional 39-40
  enfermedades
    relacionadas con el
      estrés 12, 18, 27
  físico 33-34, 49, 59, *64*,
    83, 90, *91*, 128
  mental 40-41
  reducir 68-79
  reflejo del miedo 29, *29*,
    45, *46*, *61*, 127

faciales, liberar tensión
  en músculos 56, *138*
felicidad, búsqueda de
  28-29
feto, peso 103, 105
Freud, Sigmund 45
fútbol 86-87, *86-87*

Gibran Kahlil 120
go (juego de mesa)
  99
golf 84-85, *84-85*

Hazlett, Dr. William 100
Herrigel, Eugen, *Zen
  en el arte del tiro
  con arco* 99
hipertensión 18, 136
hombros
  direcciones secundarias
    55
  dolor en 25
  liberar 55, *125, 126, 132*,
    135
  tensión en 11, 27, 29-30,
    39, 125, *126, 131, 133*,
    134
Huxley, Aldous 23

infelicidad 27, 29, 32
inhibición 43-49, 117,
  127, *127*, 137
  beneficios de la 49
  consciente 47-49
  en animales 46, *47*
  en el deporte 83, 85,
    86, *87*, 99
  en el parto 112, 116
  natural 46-47
insomnio 25, 136
instintos 39, 45, 46,
  47, 48-49, 113, 116,
  117
inteligencia racional 47
Irving, Sir Henry 23

lactancia materna 116-
  118
  después del parto 116
  posiciones 117-118,
    117
Lao Tse 80
leer *64*, 66
lesión por tensión
  repetitiva 63
levantarse
  de la silla 35, *46*, 127,
    127
  del suelo 78-79, *78-79*

libre albedrío 13, 23, 29,
  32, 41, 48-49, 111, 112,
  139
ligereza, sensación de 11,
  62, 105, *105*, 121, 123,
  125, 133, 134
llegar tarde, reacción a
  17, *61*
lucha o huida, reacción
  de 29

manos, direcciones a las
  56
Maugham, W. Somerset
  137
McKay, Dr. J. W. Stewart
  23
medio ambiente, daños
  al 30-31
mente
  distracción (mente
    dispersa) *35*, 84
  efecto sobre la
    condición física 53,
    134
miedo, reflejo del 29, *29*,
  45, *46*, *61*, 127
migrañas 124, 135
movimientos
  como reflejo de
    emociones 29
  consciencia de 15-16
  reevaluación 17
  sin coordinación 11,
    13, 15, 25, 78
músculos
  cambios durante el
    embarazo 107-108
  esfuerzo *14*
  fibras 58
  muslo, alargar *110*
  suelo pélvico 108
  tensión 25, 27, 56
    contracción en
      movimientos
      habituales 22

efectos de la 53
  interferencia en
    control primario 54
músicos 18
  sostener instrumentos
    musicales *66-67*, 67

natación 110
neurosis 27
niños
  autoconfianza 39, 41
  búsqueda de atención
    41
  cargar 118, *118-119*
  desarrollo 32-41
  desarrollo de malos
    hábitos posturales 33,
    36-38, *36*, *38*
  disciplina 39
  emocionalmente
    afectados 40
  equilibrio *34*
  inhibición 46, *48*
  mal comportamiento
    41
  movimiento 25, *34-35*
  postura 11, 27, 32, 33,
    34-35, 36-38, *36*, *38*
  respiración 56
  sentarse *34, 35*, 36-38,
    36-37, *38*, 60

ordenador, trabajar con
  el 63, *64*, 66
orientación a los objetivos
  23, 30, 40, 47, 49, 54,
  83, 90
Orwell, George 27

parto 101, 103, 112-116
  acuclillarse durante el
    115-116, *115*
  descanso durante el
    112-113, 114
  dolor 114
  en casa o el hospital 111

etapas 113-116
planificar el parto
111-112, 113
patinaje sobre hielo 99
pausar antes de actuar
43-49, 117, 127, *127*,
137
pelvis
elasticidad en el
embarazo 107
liberar tensión en *132*
músculos del suelo
pélvico 108
pensar en la actividad 22,
50-67
percepción sensorial
errónea 21-22, 83, *89*,
94, *104*
pie, de 57-59, *58*
durante el embarazo
104, *104, 105*, 111
equilibrio 58-59
inclinarse hacia atrás
28, 104, *104*
iniciar el movimiento
al caminar 128-129,
128-129
piernas
liberar tensión en 56,
132
peso 128
pies
acción al caminar 59
liberar tensión en los *56*
puntos de contacto
58-59
reflejos en *64, 66, 73,
79*, 128
placenta, expulsión
de la 116
Platón 124
posición de ventaja
mecánica 96, *98*
postura
como reflejo de las
emociones 13

falta de consciencia
sobre la 21
fuera de la civilización
occidental 11
mejorar 124
niños 11, 27, 32, 33, *34-
35*, 36-38, *36, 38*
problemas causados
por una mala 12
presión de la vida
cotidiana 27-28
profesores 14, 123
sesiones de 14-16,
120-132

reacción
efecto sobre la
respiración 48
pausar antes *véase*
inhibición
recoger un objeto 129,
129
recostarse
activamente 73
durante el embarazo
106-107, *106-107*
levantarse desde la
posición de recostado
78-79, *78-79*
liberar tensión 130,
130-132
posición semisupina
71-77, *72, 74-75, 76*
reflejos 11, 20, 21, 29,
30, *34, 35*, 49, 53, 54,
57, 58, 67
del miedo 29, *29*, 45,
46, 61, 127
en los pies/caminar
59, *59, 64, 66, 73, 79*
lactancia 116
rejuvenecimiento 16, 77
respiración 139
consciencia de la 73
efecto de la reacción
rápida sobre la 48

mejorar 57
movimientos corporales
durante la 56
profunda 196-197, *132*
superficial 56, *57*
técnica de la «a»
susurrada 57, 110
técnicas durante el
embarazo 110-111
rodillas
artritis 92
liberar *126*

semisupina, postura
71-77, *72, 74-75, 76*
beneficios 77
determinar la altura
necesaria de libros 72
durante el embarazo
106-107, *106-107*
errores comunes 74
sentarse 59-60
durante el embarazo
104
estado de tensión *31*
hecho un ovillo 66
niños *34, 35*, 36-38,
36-37, 38, 60
posición hundida 11,
36, 37, 38, 40, 60
postura torcida *60, 64*
sesiones 14-16, 120-132
beneficios de 124
qué esperar de las
120-132
Shaw, George Bernard 23
Sherrington, sir Charles
23
sillas de paseo 38, *38*
cojín en forma de cuña
para 37, 60, 61
levantarse de *35, 46*,
127, *127*
mejorar 60
Stevenson, Robert Louis
68

surf 99
Suzuki, D. T. 99

técnica Alexander
aplicaciones cotidianas
17-18
beneficios 124
como filosofía de vida
13
desaprender hábitos 9,
16-17
el plan de Alexander
23
evolución 18-23
objetivos 11
principios 18
relevancia 24-41
sesiones/clases 14-16,
120-132
teléfono, sujetar *16*
tenis 96-98, *97-98*, 99,
133
tensión 11-12
descubrir 57
efecto sobre los
músculos 53
fuentes en vida
cotidiana 27-28
direcciones para 74,
74-75
en posición recostado
130, *130-132*
liberar 9, 11, 14, 15,
16, 17, 18, 23, 40, 51,
53-6, *55*, 57-67
reducir 68-79
sentado en una silla
125-126, *125-126*
tiro con arco 99
tobillos, artritis 92

ventaja mecánica,
posición de 96, *98*
voz, problemas de 19-23

zapatos 60

AGRADECIMIENTOS

Me gustaría dar las gracias a las siguientes personas por su ayuda en la creación del libro. En primer lugar, a Susan Mears, quien me convenció para que volviera a escribir; a Ian Jackson, Elaine Partington, Zoë Hughes, Tessa Monina y otros miembros de Eddison Sadd, cuyos elevados estándares de excelencia han convertido la escritura de este libro en un placer; a Steve Marwood por su duro trabajo e infinita paciencia durante esas largas sesiones fotográficas; a Sarah Widdicome por revisar el primer borrador; a los siguientes modelos: Sophie Bevan, Ciaran Brennan, Lorraine Geard, Simon Gillies, Mark Gough, Caroline Green, Mia e Iona Hutchinson, Chloë Inman, Ian Jackson, Camilla Mars, Clara Miriam, Nicky Moran, Marc Salnicki, Joshua Somersall-Weekes, Kate Widdicombe y Donna Williams; a Refia Sacks y Nickie Evans R.G.N, R.N, D.P.S.M (enfermeras), por su ayuda acerca del parto; a la Dra. Miriam Wohl M.B., C.H.B, J.C.C. por sus valiosos consejos y amistad mientras escribía este libro, y, finalmente, a Caroline, mi esposa, por su ánimo y ayuda con el ordenador a lo largo del proyecto.